骨龄影像学
评价与人工智能

主 编　程晓光　刘　华　刘　力

中国协和医科大学出版社

北　京

图书在版编目（CIP）数据

骨龄影像学评价与人工智能 / 程晓光, 刘华, 刘力主编. -- 北京：中国协和医科大学出版社, 2024. 11. -- ISBN 978-7-5679-2444-4

Ⅰ. Q984

中国国家版本馆CIP数据核字第2024TL7132号

主　　编	程晓光　刘　华　刘　力
责任编辑	李元君　杨雪娇
封面设计	邱晓俐
责任校对	张　麓
责任印制	黄艳霞
出版发行	**中国协和医科大学出版社**
	（北京市东城区东单三条9号　邮编100730　电话010-65260431）
网　　址	www.pumcp.com
印　　刷	北京天恒嘉业印刷有限公司
开　　本	710mm×1000mm　　1/16
印　　张	7.25
字　　数	110千字
版　　次	2024年11月第1版
印　　次	2024年11月第1次印刷
定　　价	45.00元

编者名单

主　编　程晓光　刘　华　刘　力

副主编　闫　东　张　义　徐　刚　袁新宇　毕　波

编　者（按姓氏拼音）

白　洁（北京市海淀区公安司法鉴定中心）

白凤森（首都儿科研究所附属儿童医院）

毕　波（北京市顺义区公安司法鉴定中心）

曹光明（延安大学附属医院）

陈　庆（北京市公安司法鉴定中心）

程晓光（首都医科大学附属北京积水潭医院）

邓小冬（川北医学院）

邓振华（四川大学）

杜　霞（贵州医科大学附属医院）

耿　健（首都医科大学附属北京积水潭医院）

何光龙（公安部鉴定中心）

黄满华（荆州市第一人民医院　长江大学附属第一医院）

李　凯（首都医科大学附属北京积水潭医院）

李学合（北京市顺义区公安司法鉴定中心）

刘　凡（北京市公安司法鉴定中心）

刘　华（北京市公安司法鉴定中心）

刘　力（原北京市公安司法鉴定中心）

刘晨辉（北京体育大学）

马晓辉（浙江大学医学院附属儿童医院）

潘志立［中国科学技术大学附属第一医院（安徽省立医院）］

宋福英（首都儿科研究所附属儿童医院）

王凤丹（北京协和医院）

王露瑶（首都医科大学附属北京积水潭医院）

巫彤宁（中国信息通信研究院）

吴　峥（北京市昌平区公安司法鉴定中心）

徐　刚（北京体育大学）

闫　东（首都医科大学附属北京积水潭医院）

杨　洁（贵州医科大学附属医院）

尹传高（安徽省儿童医院）

余　丁（海尔施基因）

玉　柱（北京市公安司法鉴定中心）

袁新宇（首都儿科研究所附属儿童医院）

张　义（中国信息通信研究院）

张宁宁（首都医科大学附属北京儿童医院）

张巍群（北京体育大学）

张雯双（首都医科大学附属北京积水潭医院）

张玉巧（浙江省人民医院毕节医院）

前　言

骨骼年龄（bone age，BA）简称骨龄，是评价生物学年龄的准确方法之一。正常人体在骨骼发育过程中，骨骼的骨化速度及骨骺与干骺端闭合时间及其形态的变化都呈现一定的规律性，这种规律用时间来表示即为骨龄。相较时间年龄，可更准确地反映人体发育成熟程度、机体生理状态。骨龄是人体骨骼发育的指标，在医疗、体育和司法鉴定领域中皆有广泛应用。骨龄评价主要依据手腕部X线平片，可以采用图谱法，如CHN图谱法，也可以采用积分法，如TW3和中华05等。随着计算机技术的进步和人工智能（artificial intelligence，AI）的发展，已经将人工智能应用于骨龄评价。

骨龄评价的核心是建立具有代表性的正常儿童数据库，1988年张绍岩等人在哈尔滨、石家庄、西安、长沙、重庆、福州采集了22 160名0～19岁健康儿童、青少年的相关数据，制定了《中国人手腕骨发育标准（CHN法）》。2005年，又采集了上海、广州、温州、大连、石家庄17 401名（男性8685名，女性8716名）0～20岁城市汉族健康儿童、青少年的相关数据后，制定了《中国人手腕骨发育标准-中华05》，这些标准的制定推动了我国骨龄评价的规范化和应用。

随着社会的进步和人民生活水平的提高，现在儿童的成长环境、营养状况与2005年相比都发生了明显变化，另外，CHN和中华05两次采用数据的对象集中在部分城市家庭条件较好的儿童中，缺乏我国西部及农村儿童的样本数据。因此，需要对我国儿童进行更全面、更具代表性的儿童骨龄正常片采样。

近几年，我国人工智能发展迅速，并在骨龄评价中开展应用。目前，我国已经有多个骨龄AI系统在使用，但由于缺乏具有代表性的全国正常数据，目前的骨龄 AI 系统的基础数据可能尚不准确，需要采集全国大样本数据来进行校准。

因此，我们组织了国内骨龄评价领域的专家，共同参与讨论并编写了这本《骨龄影像学评价与人工智能》。全书分为 7 章，内容涵盖了传统的骨龄评价方法，以及骨龄评价在司法、体育和医疗领域中具体的应用，同时与时俱进地介绍了 AI 在骨龄评价中的发展、应用和重要意义。此外，本书首次重点介绍了 2019 年开始的全国骨龄标准数据集的采样和图像采集工作，本次 3～18 岁正常儿童手腕骨龄采样与既往的骨龄相关研究相比，具有地域覆盖范围广泛、区分了农村和城市、抽样方法设计严谨合理、抽样样本量大、国家支持力度大等特点，因此采样数据具有较好的全国代表性，将为建立现阶段新的骨龄评价标准提供基础数据。

尽管本书编者们紧密合作，付出了大量时间和精力，但由于时间仓促，编者水平有限，在内容和编排上仍会有不妥之处，恳请广大读者不吝指正。最后，我们希望本书能够成为读者朋友们在骨龄影像学评价及 AI 领域的良师益友。

编　者

2024 年 10 月

目 录

第一章

骨龄评价简史

骨龄评价（skeletal age assessment，SAA）是指测定骨龄的方法及过程。目前骨龄评价已广泛应用于临床医学、预防医学、生物学、体育科学、法医人类学等领域。由于儿童处于骨生长发育活跃阶段，骨龄可真实反映骨的成熟程度，是体格发育的基本指标之一。此外，通过骨龄可了解儿童的生长发育潜力及性成熟的趋势；综合其他指标可较准确预测儿童的成年身高。最后，许多生长发育类疾病都伴有体内激素水平异常，最重要的因素是下丘脑－垂体－性腺轴，其中生长激素、甲状腺素、肾上腺皮质激素等激素对骨骼发育具有调节和控制作用，性激素在青春期对骨骼发育作用明显，进而导致骨龄提前或落后。除上述外，相较其他检查方法，骨龄检查相对方便简单、费用低。

第一节　G-P图谱法

正常儿童随年龄的增长而出现规律性的骨骺X线解剖标志，如二次骨化中心的出现、骺核增大及形状的变化；关节面的出现与形成；骨突的出现与形成；骺线变得均匀一致和变窄；骨骺同干骺端部分联合或完全联合等。根据上述变化规律制订出的正常骨龄标准，即骨龄图谱。

1937年，托德（Todd）制订出了第一个比较完善的骨龄图谱，并且开创了骨发育的系统研究，但因样本来源不均，其应用受限。在托德出版的手腕图谱的基础上，格鲁利希（Greulich）和派尔（Pyle）等对该图谱进行改进，将骨化中心的出现、骨骺与干骺端的比例、某些切迹的存在、骨骺干骺端及骨骺融合作为标志，制订了从新生儿到19岁青少年的手腕部骨骼发育成熟度的系列X线图谱，并于1950年发表了《手部和腕部骨骼发育放射学图谱》，即Greulich-Pyle图谱（简称G-P图谱）。该图谱为男女各制订了一套X线标准片，每张X线标准片代表一个年龄段的标准骨龄表现，男性31张，女性27张，另附有正常范围及变异的统计资料。该图谱源自20世纪30年代社会经济地位较高的北美高加索人儿童的左手X线片，原理是依据手腕部骨化中心从出现到成熟的形态变化，确定各骨成熟指标以获得骨龄值。基本上每岁（包括半岁、3个月）一个标准骨龄图谱，运用图谱法把被测者的图片与标准图谱对照，即得出骨龄。G-P图谱适用于婴幼儿和学龄前阶段（7岁以内）的儿童。因为学龄前儿童腕骨有比较特异的生长发育规律，1岁内出现头状骨、钩骨，3岁左右三角骨萌出，4～6岁是月骨、大小多角骨出现，7岁手舟骨出现，11～12岁豌豆骨出现。女孩在3岁后，各腕骨出现较男孩早1～2岁。G-P图谱法既考虑到骨化中心出现的数目，又兼顾形态与大小，也照顾到各骨的发育水平，具有简便、明确、易行的特点，在国际上被广泛应用，通常被用作根据左手和腕部骨骼（或次级骨化中心）的存在、大小和形状进行骨龄评估的参考标准。但是其主观性较强，尽管Greulich和Pyle分别考虑了每一块骨，且给每一块骨一个分期，然后再取所有骨骨龄的中位数作为总的骨龄，而不是简单的中心计数或面积求积测量，平均了单个骨骼及其骨骺的年龄当量。但在临床工作中，只是将左手的X线片与图谱进行简单的大致匹配即可，导致结果存在较强的主观性。另一方面，G-P图谱所依据的X线片是20年前拍摄的，并且其样本来源于20世纪30年代社会经济地位较高的白种人儿童的左手X线片，具有较强的地域性、种族性，其准确性和普遍性受到质疑。

近年来，不少学者对其准确性进行了研究，一项荟萃分析表明，在用于亚洲男性和非洲女性人群，尤其是法医在确定年龄时，G-P图谱法不够精确，应谨慎使用。

第二节　TW3骨龄评分法

骨龄评分法是根据各骨发育的阶段或时期及其对应的分值，计算总分，从相应标准查出骨龄的评定方法。它也是目前测评骨龄的基本方法之一，是测评骨龄最为精确的方法，其代表是著名的TW骨龄评分法（TW method），在国际上被广泛直接应用或经本地标准化后应用。

一、TW系列简介

1962年，Tanner和Whitehouse在Acheson方法的启发下，针对以年龄尺度测评骨龄的问题，根据英国及其他西欧儿童生长发育的长期纵向研究资料，提出了一套骨发育评分系统和骨龄测评标准，被称为TW1骨龄评分法（简称TW1法）。TW1法确定了左手腕部参评的单一骨，他将相关性高的单一骨舍去，因为它提供的发育信息重复；选取了相关性低的单一骨，因为它提供的发育信息不同。TW1法提高了手腕部骨发育对全身骨发育的代表性，它优先选取发育速度个体差别大的手腕部骨20个，舍去了第二和第四掌骨、指骨和豌豆骨共9个。它规定各骨的起始期的分值为"0"、最终期的分值为"100"。TW1法为以后骨发育评分法的发展奠定了基础，影响深远，但实践表明，TW1法尚不完善。

1975年，Tanner和Whitehouse等以20世纪50年代英国伦敦2700名儿童（其中一次性横向观察2200人，纵横结合追踪观察500人）为对象，将TW1法修改为TW2骨龄评分法（简称TW2法）。主要修改如下：①将某些难以区分的期（主要是一些终末期），合并到其上一分期，最后确定每一骨的发育分为8期或9期。②将手腕部骨分为三个系列，即含桡骨、尺骨、掌骨和指骨共13个的RUS系列（R系列）、含腕骨7个的系列（C系列）、二者综合的20骨系列（T系列），以供选用。③将每一骨的分值从0到100，改为每一系列的总分值为0到1000，而每一骨的分值可超过或低于100。④将各期的分值从原来男女不一样改为一样。⑤原样本中纵向追踪研究的人数有所增加。因此，TW2法已趋于完善，成为骨发育专用评价系统，在国际上广泛流行，许多国家和地区或者直接应用，或者利用其骨发育评分系统，通过纵向或横向研究，制定了本地人群的骨龄评定标准。

2001年，泰勒等以欧洲、北美地区儿童的纵向追踪研究资料和X线片为研究对象，重新修改并制定了TW3骨龄评分法（简称TW3法）。TW3法共分两个系列：①RUS系列（radius, ulna and short finger bones, RUS），含尺骨、桡骨远端骨骺，第一掌骨近端骨骺，第三、五掌骨远端骨骺，第一、三、五近节指骨近端骨骺，

第三、五中节指骨近端骨骺，第一、三、五远节指骨近端骨骺共13块骨。②C系列（carpals），含腕骨7枚。根据分期进行评分，最后得出统计得分，查表测得骨龄。TW3法是在TW2法基础上进行修改的：①RUS系列骨龄标准重新制订，因为RUS系列易受时代因素的影响。②T系列被废除，认为T系列只是RUS、C系列的综合，本身并无特殊用途。这样，TW3法更为简化，而且着重突出了RUS系列的价值。TW3法与TW2法一样，精确度高。它们不仅将手、腕部骨分为RUS、C系列并区别测量，而且将每一系列的骨发育评分定为1000，相当于"毫米"级，每一系列的骨龄分辨率定为"0.1岁"。这种精确度，骨龄计数法无法与之相比，图谱法亦相差甚远。

二、TW3骨龄评分法

（一）TW3骨龄评分法手腕部骨发育的X线分期

X线分期是根据手、腕部骨X线征象进行的骨发育分期。桡骨、尺骨远端和掌骨、指骨近/远端的骨发育，从出现继发骨化中心、形成骨骺，到骨骺发生结构改变，最后干骺融合，解剖形态上都经过规律的系列变化；同样，各腕骨的发育，从出现原发性骨化中心，到完全成形，解剖形态上也都经过规律的系列变化。TW3法的X线分期是将手部和腕部20个骨的骨发育分为8期或9期，即桡骨、掌骨、指骨、钩骨和大多角骨各分为9期，尺骨和7个腕骨各分为8期。各期的顺序以英文大写字母、从A起依次表示。

A期：骨化中心尚未出现。

B期（萌出期）：骨化中心刚出现。

C期（骨核期）：骨化中心的轮廓清楚。

D期（增大期）：长骨骨骺或腕骨骨核增长到一定大小。

E期、F期、G期（构形期）：长骨骨骺或腕骨骨核逐渐成形，如关节面、骨突的形成，与邻近骨关系的变化等。

H期（近成熟期；若骨只分8期，则为成熟期）、Ⅰ期（成熟期）：长骨的干、骺端融合开始、完成，或腕骨骨核接近、达到成熟形态。

（二）骨龄标准

按RUS、C系列和不同性别，将骨发育评分转为骨龄的标准，与TW2法比较，RUS系列的骨龄标准从10岁或11岁以后约提前1岁，C系列骨龄标准与TW2法相同。

骨龄评分法是评价骨龄最为精确的方法，其量化度高，最为精确，但较复杂。

第三节　李果珍百分计数法

20世纪60年代，李果珍教授对北京市1938例普通家庭的健康儿童拍摄了手腕部X线影像。然后，根据手腕部的不同发育程度确定了其发育分期，最后采用数学统计原理及方法制订出计算骨发育成熟度的评价方法，并进一步将不同发育成熟度的骨骼换算成当量分值，并给出了曲线图和骨龄对照表，即为李果珍百分计数法，简称"李氏法"。

李果珍百分计数法，分别将桡骨骨骺发育分为10期、尺骨骨骺发育分为7期、头骨发育分为7期、钩骨发育分为6期、三角骨发育分为4期、第一掌骨骨骺发育分为7期、第二掌骨近端发育分为7期、第二至五掌骨骨骺发育分为9期、近节指骨骨骺发育分为9期、中节指骨骨骺发育分为8期。然后把各骨的发育分期经过统计学方法处理，转化为"发育指数"。

患者只需拍摄一张"右手掌下位包括腕部"的X线片。依次核对10个骨的发育分期并计算相应的发育指数。有时一个骨的发育分期可能在两期之间，就用两期的发育指数的平均数。求出10个骨发育指数的总和。从曲线图上查骨龄。

李果珍百分计数法的优点，在于将骨发育过程量化和标准化，量化后的骨发育评分系统成为一种生物尺，而骨发育分变成一种测量单位，类似毫米、千克等计量单位，不依附年龄，不受人群、时代等因素的影响。经过标准化得到的骨发育分百分位及骨发育分转化的标准骨龄，该标准骨龄根据不同的人群、时代有所变化，在评测骨龄时，精确度高，能达到0.1岁，该法使用起来比TW2法更方便。李果珍百分计数法是根据我国儿童的数据制订的，也是在CHN法出现以前最系统、精度最高的骨龄评价方法。但该方法指标多、参数多，而且不同人群的标准骨龄有所偏差，评测时相对烦琐且耗时，人工测算需经过严格训练才能保证准确性。并且该方法仅以一次性横向调查资料为基础，在稳定性、分期可重复性及可比性方面均较TW2法差。随着我国人民生活水平的提高，青少年、儿童身高发育呈现出了长期加速现象，青春期和突增期及骨发育成熟度较过去有了明显的提前。所以"李氏法"评出的骨龄明显偏大，现已不太适合用于目前儿童青少年的骨龄评价。

第四节　王云钊多关节法

一、应用耻骨软X线片推断国人年龄

1996年，王云钊等人应用我国东北地区10～60岁汉族人452块耻骨样本（其中男性118人236块，女性108人216块），用CT感光胶片钼靶X线机拍摄的452个软X线片为材料，根据其内部结构随年龄增长而发生的形态变化规律，采用多变量统计分析法，研制出数量化赋分值标准。用该标准取得的观测数据，使用数量化理论I和逐步回归数学模型，借助电子计算机技术进行统计分析，建立了推断耻骨骨龄的男性和女性方程，研究了耻骨内部微细结构与年龄的关系，提出了使用软X线推断骨龄的方法。

观测项目：联合面波浪嵴、联合面钙化带、骨纹结构、骨松质网眼、骨小梁分布、骨唇线（承重骨小梁）、横骨梁、骨质增生、耻骨下支皮质骨的形态变化与年龄增长的关系。

此方法省去了处理耻骨的麻烦，且不受耻骨联合面形态变异的影响，结果可靠。与耻骨联合面法结合应用使耻骨推断年龄方法的误差更小。对于有关疾病导致的严重骨质疏松和氟骨症患者的耻骨不适用。

二、中国汉族女性膝关节推断年龄的研究

1996年，王云钊等人报道了143例（年龄范围17～57岁）中国女性膝关节X线征象与年龄之间关系的研究结果。确定了7个与年龄密切相关的、规律性最强的解剖结构影像，作为推断年龄的指标。设计了数量化指标评分标准、对观察研究所得的数据，经过逐步回归统计分析，并借助电子计算机技术，建立了根据女性膝关节影像结构变化推断年龄的方程。

此方法具有影像指标明确、易掌握、操作方法简单及推断年龄速度快等特点。应用本方法不用对检材做任何处理，充分保持了检材的原始完整性。但此方程适用年龄范围为17～57岁，不适用于患有严重骨关节疾病的患者。

三、根据中国汉族成年女性肘关节X线影像推断年龄的研究

1996年，王云钊等人利用3000例中国汉族女性肘关节X线影像片档案，研究形态学改变与年龄之间的关系，确立了9个与年龄变化密切相关的影像标志点，并设计了各标志点的数量化赋值标准。再用此标准对156例（年龄范围为18～60岁）中国汉族成年健康女性肘关节X线影像片进行观察赋值，所得数据用逐步回归数学模型进行统计分析，借助电子计算机技术建立了推断中国汉族成年女性年龄的方程。

此项研究建立的方程适用年龄范围为18～60岁，不适用于患有严重骨关节疾患和代谢性疾病的患者。

参 考 文 献

［1］GREULICHW W, PYLE S I. Radiographic atlas of skeletal development of the hand and wrist ［M］. Stanford, Calif: Stanford University Press, 1959.

［2］KHALAF A, FABRIZIO M, OFFIAH A C. Is the Greulich and Pyle atlas applicable to all ethnicities? A systematic review and meta-analysis ［J］. EurRadiol, 2019, 29（6）: 2910-2923.

［3］TANNER J M, HEALY M J R, GOLDSTEM H, et al. Assessment of skeletal maturity and prediction of adult height（TW3 method）［M］. London：W. B. Saunders，2001：1-4.

［4］焦俊. X线骨龄测评［M］. 贵阳：贵州科学技术出版社，2009.

［5］李果珍，张德苓，高润泉. 中国人骨发育的研究Ⅱ. 骨龄百分计数法［J］. 中华放射学杂志，1979，13（1）：19-23.

［6］孔倩倩，田军. 儿童青少年骨龄评估的现状与展望［J］. 医学影像学杂志，2011，21（6）：921-924.

［7］黄卫保，林剑军，梁莎，等. 国内外手腕部骨龄影像评估方法各自优缺点及研究进展［J］. 中国医疗设备，2020，35（10）：181-185.

［8］张忠尧，吕登中，刘永胜，等. 应用软X线片推断国人耻骨年龄［J］. 人类学学报，1996（2）：145-150，185-186.

［9］卞晶晶，任嘉诚，赵经隆，等. 中国汉族女性膝关节推断年龄的研究［A］. 中国法医学会. 第五次全国法医学术交流会论文集［C］. 中国法医学会：中国法医学会，1996：2.

［10］任嘉诚，卞晶晶，赵经隆，等. 根据中国汉族成年女性肘关节X线影像推断年龄的研究［A］. 中国法医学会. 第五次全国法医学术交流会论文集［C］. 中国法医学会：中国法医学会，1996：2.

第二章

常用的骨龄评价方法

骨骼的发育成熟度简称骨龄，是评估儿童发育的一个指标。正常人体骨骼在发育过程中，骨骼的初级与次级骨化中心出现的时间、骨化的速度、骨骺闭合的时间和形态等，均存在一定的规律与变化，这种规律的变化通常用时间来表示，即骨龄。骨龄评价是最经典的生物学年龄鉴定方法，骨龄评价方法自20世纪初发展至今，已有100多年的历史，其在临床、保健、竞技、司法等领域得以广泛应用。目前，国内应用比较广泛的为"中国人手腕骨发育标准（CHN法）"（简称"CHN法"）和"中国人手腕骨发育标准－中华05"（简称"中华05法"）。

第一节 中国人手腕骨发育标准（CHN法）

一、概述

骨龄评价方法自产生以来，一直在不断更新，格鲁利希－派尔（Greulich-Pyle）图谱法（G-P图谱法）和TW骨龄评分法都产生于20世纪50年代，经过不同国家和地区的长期应用检验和验证，已经成为国际上骨龄评价的经典方法。国内众多研究数据表明，由于受种族、遗传和环境因素等影响，G-P图谱法及TW骨龄评分法并不能准确判断我国儿童少年的骨龄值。因此，中国大陆早期便有众多学者对四肢骨骼骨化中心开展了很多研究，如张乃恕、刘慧芳等对四肢骨骼骨化中心的出现和干骺融合时间进行了初步观察和研究后，提出的中国人四肢骨龄标准与方法，但其对骨骼发育特征的分级较粗糙，级与级之间跨度较大，年龄推断缺乏精确度。1964年，北京医学院附属第一医院的李果珍教授在0～18岁正常人群中抽样，首次以百分计数法制订了中国儿童骨龄标准，并于1979进行了修订。但由于我国儿童生长发育出现长期加速的现象，使用20世纪60年代制订的骨龄标准评估儿童骨龄时误差较大，其已不适于评估当代儿童的生长发育。因此，制订新的中国儿童骨龄评价标准尤为重要，20世纪80年代末，中国国家体育运动委员会委托河北省体育科学研究所，组成以张绍岩为负责人的课题组，选择哈尔滨、石家庄、西安、长沙、福州及重庆6个城市为抽样点，以0～19岁儿童青少年标准化大样本为基础，制定了中国人手腕骨发育评价标准，称为《中国人手腕骨发育标准（CHN法）》，并于1992年颁布实施。

二、CHN法的原理及方法

CHN法是国内专家张绍岩等在TW2法的基础上，采用分类特征评分计算法即"分类特征方差和极小化法"和"迭代法"，重新确定了各个参评骨及各骨的发育等级，各等级分值及骨成熟度得分与骨龄值对照标准后于1992年提出。该方法的出现填补了国内计分法评价骨龄的空白，使得骨龄判断由定性判断转为半定量。

（一）样本及参照骨的选择

1. 样本选择　CHN法的样本选择哈尔滨、石家庄、西安、长沙、福州及重庆6个城市中居住满3年的健康儿童、青少年，女性为0～18岁，男性为0～19岁；检验样本选择范围则为哈尔滨、北京、兰州、济南、上海、佛山市区居住3年以上的健康儿童。

2. 参评骨　参评骨的选择与TW2法相同，均选择弱势手（左侧或者右侧）手腕骨。虽然人体可用于评价骨龄的部位较多，主要包括手腕部、肘部、肩部、髋部、膝关节、足部、脚踝等，但众多研究表明手腕骨含有短骨、小型长骨等，包含了比较多的生长发育信息，骨化中心的发育具有多样性，能够综合反映全身骨骼的生长发育规律，且手腕骨X线片图像获取方便、所受辐射较少，因此手腕骨是世界公认的识别骨龄的最理想骨骼。

（二）骨龄参考片拍摄方法

1. 拍摄部位　应拍摄弱势手（左/右侧）的指、掌、腕全部及尺骨和桡骨远端骨干3～4cm的正位X线片，即后前位片。如弱势手有伤残，则换另一只手。如有需要应同时拍摄双侧。

2. 拍摄体位　取坐位或站立位，中指轴与前臂轴成一条直线，上臂、前臂及手在同一平面，保持水平或垂直状态，手掌面向成像板，五指略微分开，拇指与示指约成40°角，平放并贴紧暗盒。

3. 焦片距离　85cm。

4. 投照中心　X线投照中心垂直正对第三掌、指关节间隙（图2-1）。

5. 管电压　35～60kV，根据年龄及身高适度调整。

6. 射线过滤　除固有过滤装置外，X线的球管至暗盒间不得添加任何滤线栅和其他过滤装置。

7. 数字摄影　直接输出全灰度图，不得随意调整窗宽、窗位，不做锐化。

8. 防护　摄片时注意遮挡儿童其他部位，尤其是甲状腺、性腺和胸腹部。

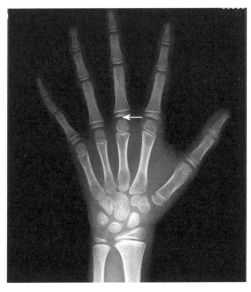

图2-1　投照中心点（箭头所指）

9. 安全性 每个儿童每年受到的环境辐射累积量，相当于拍摄25～100张骨龄片，拍摄1次骨龄片受到的电磁辐射大约相当于拍摄1次胸部X线片的1/50或1次CT检查的1/300。

（三）手腕骨骨龄评定方法

1. CHN法以TW2法骨发育等级标准片为基础，但对各参照骨发育的描述进行了简化、修订：①仅评定手腕骨中的14块骨，即桡骨，第一掌骨、第三掌骨和第五掌骨，第一近节指骨、三近节指骨和第五近节指骨，第三中节指骨、第五中节指骨，第一远节指骨、三远节指骨和第五远节指骨，头状骨及钩骨等，正常变异较大和稳定性差的6块骨除外。②在桡骨和尺骨的干骺开始融合之后，各增加融合过半和融合完成两个等级。③取消以不同骨化中心与骨干之间的距离或不同骨骨化中心与骨干直径相比较的等级标准，代之以骨化中心本身的发育特征。④为便于学习和应用，对那些骨发育特征较多的等级在文字描述上进行归纳、精练，以突出重点。

2. 在CHN所评定的骨中，除桡骨被划分为10个等级、头状骨被划分为7个等级外，剩下的12块骨均被划分为8个等级，每块骨的不同等级对应不同分值，根据"CHN法骨成熟度得分表"查得各个骨骼成熟度得分后，将14块骨骼的成熟度得分加权平均后得到手腕骨发育成熟得分。再依据"手腕骨发育成熟度百分位数法评价图"中计算出的"骨发育成熟度得分与骨龄对照表"而评定出骨龄。

3. CHN法评估各参评骨的权重。14块参评骨依据其在骨龄评价中的贡献不同，其权重也不相同，由于性别发育差异，各骨在男女性中的权重也不尽相同；其中权重较大的如桡骨，第三掌骨和第五掌骨，第五近节指骨，第三中节指骨，第一远节指骨和第三远节指骨，头状骨及钩骨。

三、CHN法的优点及缺点

CHN法是在TW2法的基础上修改其骨发育等级划分标准，去除其中发育变异较大的6块骨而仅计算剩余的14块骨的权重，简化了方法。CHN法虽简单、易学且便于记忆，但在长期使用过程中发现其有诸多弊端：①CHN法减少了TW2

法中部分骨发育等级的标准条目，因此，不能完全适应骨发育过程中的正常变异，而可能降低骨龄评价的准确性。②CHN法在计算骨权重中，忽略了不同手腕骨生长期的长短，而仅考虑每块骨骨化中心出现的早晚，也对儿童青少年的骨龄评估产生误差，如其包含的头状骨和钩骨骨化中心出现较早，但分别在男性11岁和12.5岁、女性9岁和11岁时达到最终的发育等级，对青春期的骨龄评价不能再提供新的生物学信息。③CHN法采用的迭代法计算条件假设不明确，导致了不同骨之间的权重差异过大，虽然其将TW2法的20块骨简化为14块，但所得的值与相应骨的骨龄贡献不符，也使评估的骨龄准确性下降。

第二节　中国人手腕骨发育标准－中华05

一、概述

20世纪80年代，中国儿童骨发育研究有了较大的进展，我们以儿童标准化大样本，以TW2法为基础研究制定了CHN法。但数次大规模的中国学生健康与体质调查均表明，中国儿童身高、体重均呈现明显加速生长的长期趋势，以往所制定的骨发育标准已不能准确评估儿童骨龄，因此，我国国家体育总局于2002年委托张绍岩为项目负责人，再次对中国人手腕骨发育标准进行了修订，并于2005年初步完成，制定了新的中国骨评价标准，即"中国人手腕骨发育标准—中华05"。

二、中华05法的原理及方法

中华05法包括的骨龄评价方法与标准：TW3法腕骨、桡尺骨、掌指骨骨龄标准（TW3-C RUS），TW3法腕骨骨龄标准（TW3-C Carpal）和中华掌指骨、桡尺骨骨龄标准（RUS-CHN）。

在长期使用CHN法的过程中发现，其虽简化了骨龄评价方法，但并不能适应骨发育过程中的正常变异，保留的头状骨及钩骨在一定年龄后便对骨的发育评价失去了意义。因此，这次修订骨的评价标准及方法并没用沿用CHN法，而是选用当时国际上广泛使用的由泰勒（Tanner）等以欧美儿童样本（英国部分地区儿童、美国得克萨斯州儿童、西班牙儿童）重新修改制订的新的骨龄评价标准及骨龄评价图谱，即TW3法，其在国际上应用更加广泛。参照TW3法（包括13块骨的TW3-RUS和7块骨的TW3-腕骨），以我国当代儿童样本修订骨的发育标准，制定了中国儿童新的手腕骨发育标准，分别称为TW3-Chinese RUS（TW3-C RUS）和TW3-Chinses Carpal（TW3-C Carpal），有利于国际儿童生长发育的比较研究与交流。

由于TW3-RUS法的大部分骨发育等级持续时间过长，使处于不同骨发育等级下的儿童骨龄间隔较大，而以桡骨与尺骨骨骺开始融合为骨龄评价的结束点，不能评价男性16.5岁和女性15岁以上青少年的骨龄，限制了TW3法在某些应用领域（如体育领域）对青春期后期骨龄评价的需求。因此，在TW3法的大部分骨发育等级中选择新的成熟度指征（将原来的一个等级划分为两个等级，将桡骨、尺骨的长期融合过程划分为5个等级），使原来TW3法的103个骨发育等级增加到了150个，以提高骨龄评价方法对儿童发育全过程中发育程度的区分能力，这种方法称为RUS-CHN法。

（一）新增加的成熟度指征

1. 桡骨　5级中增加尺侧等宽，7级中增加两侧覆盖；融合过程分为融合开始、融合1/4、融合1/2、融合3/4、融合完成。

2. 尺骨　6级中增加一侧等宽，融合过程分为融合开始、融合1/4、融合1/2、融合3/4、融合完成。

3. 第三掌骨、第五掌骨　4级中增加桡侧等宽，7级增加融合1/2。

4. 第一掌骨、第一近节指骨　5级增加尺侧呈方形，6级增加两侧覆盖，7级增加融合1/2。

5. 第三近节指骨、第五近节指骨和第三中节指骨、第五中节指骨　4级增加桡侧等宽，5级

增加桡侧呈方形，6级增加两侧覆盖，7级增加融合1/2。

6. 第一远节指骨、第三远节指骨、第五远节指骨　5级增加桡侧呈方形，6

级增加两侧覆盖，7级增加融合1/2。

（二）样本选择

选择上海、广州、温州、大连、石家庄17 401名正常汉族青少儿（男性8685名，0～20岁；女性8716名，0～19岁），排除非健康者及长期文体训练者，如有脏器疾病及内分泌疾病患者、身体发育异常者、身体残缺畸形者及参加业余文艺、业余体校训练的学生等。

（三）摄片方法

与CHN法相同，均取弱势手（左/右侧）的指、掌、腕全部及尺、桡骨远端骨干3～4cm的正位X线片，即后前位片；投照中心垂直正对第三掌、指关节间隙；焦片距离为85～90cm。

（四）手腕骨发育等级得分的计算

由于增加了成熟度指征，使原来TW3法的103个骨发育等级增加到了150个。因此，依照TW3法，采用"分类特征计分法"重新计算RUS-CHN法手腕骨发育等级的得分。

三、RUS-CHN（RC）图谱法

青春期后期的骨龄评价是体育、司法领域骨龄应用的重点范围，青春期后期大部分长骨的骺与骨干已经完全融合，所以骨龄评价的准确性依赖于尚在融合过程中的桡尺骨成熟度的等级划分。在RC图谱法中，将桡尺骨融合过程划分为4个阶段，即除去融合开始和完全融合，中间有3个骨发育等级。由于RC图谱法增加了骨发育等级，从而增加了骨龄对青少年发育程度的分辨能力。

图谱法具有直观、简便的优点，在实际应用中常以整片相匹配，但图谱法具有较强的主观性使得随机误差增加。所以RC图谱法借鉴G-P图谱法所用的逐块骨插入法，即当整片不完全匹配时，取两张标准片中同一块骨的中间值，这种方法不仅增加了骨发育成熟度指征，而且克服了计分法中骨发育等级划分过细使标准难以掌握而降低骨龄评价的可靠性的问题。其使用方法如下。

1. 计算骨发育次级的分值 将简化的RC图谱法的每个等级再分为两个等级，次级分值＝前1个等级分值＋相邻等级分值之差/3。例如，桡骨3级之间增加的等级命名为3（1）、3（2），则3（1）＝206＋（230-206）/3＝214，3（2）＝214＋（230-206）/3＝222。

2. 使用图谱匹配，读取等级分值 按照一定的顺序逐块比较、匹配，用插入法比较出最匹配的骨发育等级，读取该次级的分值。

3. 将各骨的骨发育次级分值相加 即可得出总骨发育等级分值。

4. 读取骨龄 使用第50百分位数曲线，对应得出骨龄值。

四、中华05法的使用

中华05法共包括6种骨龄评价标准，以TW3-C RUS、TW3-C Carpal及RUS-CHN法为基本方法，为适应不同领域的需求，根据基本方法衍生出有针对性的特定方法与标准：卫生医学领域主要应用TW3-C RUS、TW3-C Carpal、RUS-CHN及幼儿发育指数骨龄评价方法等；体育、司法领域主要用RUS-CHN、RC图谱法及骺线骨龄法。

五、中华05法的可靠性

中华05法的研究者使用TW法和RUS-CHN法重复读片，等级相同的重复率在90%左右，使用不同方法的一次读片，骨龄读数的95%置信区间在±0.46岁～±0.52岁，达到国际较高水平。由于RUS-CHN方法增加了骨发育等级，可以预料等级重复率会稍有下降。但是，在重复读片中等级不相同时，得分差异也较小，所以对骨龄评价的随机误差无显著影响。有临床研究者指出，定期培训可以提高使用者的读片可重复性，而接近有经验者的可靠性水平。因此，中华05法的使用者应当经常进行读片练习和可靠性检验，以不断提高读片经验，并不断修正读片过程中的偏差。

六、中华05法骨成熟度百分位数曲线修订

1997—2003年，为了制订儿童生长评价标准，世界卫生组织（WHO）进行了多中心生长标准研究，通过对各种绘制生长曲线方法的讨论与检验，选择了用三次样条函数对曲线进行平滑处理的博克斯－考克斯（Box-Cox）幂指数分布（Box-Cox power exponential distribution，BCPE）模型绘制生长标准百分位数曲线，并于2006年发布了第一套儿童生长标准。

在制定中国人手腕骨发育标准时，我们采用了泰勒等的方法。但该方法仅对数据偏度进行了部分调整，中位数曲线的两端及其余百分位数曲线的拟合尚不理想。因此，我们采用博克斯－考克斯幂指数分布模型重新拟合了百分位数曲线，旨在交流应用BCPE模型的经验，并提出修订的骨成熟度得分标准，供使用者应用。该标准以中位数及两端的百分位数拟合效果最好，拟合的百分位数与期望值相差在1.3%以下；在其余百分位数之中，少数差值较大（2.0%～2.9%），主要出现在接近发育成熟的年龄段。

本 章 小 结

目前，我国体育领域、医学领域、法医领域常用的骨龄评价方法为CHN法及中华05法，均由张绍岩教授牵头组织制订，其各有利弊。

1. CHN法　以中国各地儿童青少年为研究对象，分级标准与TW2法基本相同，观察指标同TW2法，剔除了尺、腕诸骨，仅选取较早出现的头状骨及钩状骨。客观性强，根据骨骺X线分期可以评定骨成熟度，总体评定结果比较准确，可重复性及可比性好，但费时、计算复杂、距今时间较久。

2. 中华05法　以我国南北方有代表性的儿童青少年为研究对象，采用国际普遍应用的TW3计分法修订的骨龄评价标准。2005年完成阶段结果，2006年作为行业标准。中华05法标准较新，距今时间较短，能较好地反映当下中国青少年儿童发育的真实水平，同时提出了适用于体育领域的RUS-CHN法。

17

参 考 文 献

［1］张绍岩，杨士增，邵伟东，等. 中国人手腕骨发育标准——CHN法［J］. 体育科学，1993，13（6）：33-39，93.

［2］姚乐辉. 儿童青少年骨龄测评方法比较研究［D］. 北京：北京体育大学，2015.

［3］沈勋章. 手腕部骨龄鉴定方法的研究进展［J］. 中国医药科学，2011，1（12）：9-12.

［4］赵娟. 基于CHN法的骨龄识别方法的研究［D］. 安徽：安徽大学，2014.

［5］张绍岩，刘丽娟，吴真列，等. 中国人手腕骨发育标准-中华05 Ⅰ. TW3-C RUS、TW3-C腕骨和RUS-CHN方法［J］. 中国运动医学杂志，2006，25（5）：509-516.

［6］张绍岩，马振国，沈勋章，等. 中国人手腕骨发育标准-中华05. Ⅳ. 中国儿童手腕骨发育特征［J］. 中国运动医学杂志，2007，26（4）：452-455.

［7］张绍岩，花纪青，刘丽娟，等. 中国人手腕骨发育标准—中华05. Ⅲ. 中国儿童骨发育的长期趋势［J］. 中国运动医学杂志，2007，26（2）：149-153.

［8］张绍岩，吴真列，沈勋章，等. 中国人手腕骨发育标准-中华05 Ⅱ. RUS-CHN和TW3-C腕骨方法的读片可靠性［J］. 中国运动医学杂志，2006，25（6）：641-646.

［9］张绍岩，金成吉，沈松，等. 中华05 RUS-CHN法骨龄评价可靠性的再检验［J］. 体育科学，2014，34（4）：92-96.

［10］张绍岩，刘丽娟，刘刚，等. 中国人手腕骨发育标准-中华05 Ⅴ. 骨成熟度百分位数曲线的修订［J］. 中国运动医学杂志，2009，28（1）：20-24.

［11］吴真列，沈勋章，柴建中，等.《中国人手腕骨发育标准——中华05》RUS-CHN法在当代少年运动员中的应用［J］. 中国运动医学杂志，2007，26（2）：154-158.

［12］邵伟东，金春华，潘慧，等. 中国儿童手腕部骨龄评测标准CHN法与参考图谱［C］. 北京：中国协和医科大学出版社，2018.

［13］张绍岩. 中国人手腕部骨龄标准：中华05及其应用［C］. 北京：科学出版社，2015.

［14］蔡广，潘其乐，朱镕鑫. 正常儿童青少年GP图谱法和中华05法评估骨龄一致性研究［J］. 中国循证儿科杂志，2020，15（6）：441-446.

［15］潘其乐，张洪，周慧康，等. Greulich-Pyle图谱法、CHN法和中华05法评估儿童青少年骨龄的比较［J］. 中国组织工程研究，2021，25（5）：662-667.

［16］中国人手腕骨发育标准-中华05［C］. //全国儿童骨龄评价高级研讨会论文集，2015：22-38.

第三章

我国骨龄研究近况

第一节　全国骨龄采样背景

骨龄，即"骨骼测定年龄"，是目前反映骨发育成熟度的最准确、最有力指标之一，骨发育成熟度的评价在医疗、司法、体育等领域有着广泛且重大的实际应用意义。因此，如何利用影像学资料准确推断个体骨龄，从而进一步获取其骨发育信息，已成为当今多个领域的热点问题。

开展骨龄采样，是在社会快速发展下及时掌握儿童骨发育成熟度的要求。当前，我国正处于社会经济快速发展时期，儿童营养健康状况和生活方式也处于转型的关键时期，因此，骨骼发育情况也随着社会、家庭等环境的变化而与过去有所不同，但是缺乏与时俱进的反映骨成熟度的全国儿童骨龄的基础数据。

开展骨龄采样，是司法、体育等领域的迫切需要。例如，2020年12月26日通过的《中华人民共和国刑法修正案（十一）》，将刑事责任能力年龄下调为12周岁，如何鉴定这个重要的年龄节点就成为左右法律判决的关键要素。因此，需要建立能适用于当代中国儿童的大样本骨龄数据库。

人类骨龄的测量方法非常繁多，中国儿童的骨龄评价研究也有较长的历史（详见第一章和第二章）。李果珍、王云钊等在1964年开展骨龄的相关研究，并首次提出了骨龄的百分计数法；张绍岩等1987年依据TW2法制订了骨龄评价标，准，1993年在全国6个城市（哈尔滨、石家庄、长沙、福州、重庆、西安）采集了中国儿童手腕骨的样本，根据国际骨龄标准研究进展和长期应用的实践经验，提出骨龄的CHN国家标准；目前国内最新的骨龄测量法制定于2005年，距今已近20年，而且该方法的样本选自社会经济发展处在中上水平的上海、广州、温州、大连及石家庄等城市，其样本的城市和人群阶层分布存在相对局限性；且近20年来，中国社会经济迅速发展，随着人民生活水平的不断提高，儿童、青少年的骨发育速度明显加快，之前的骨龄评价方法已不能足够准确地评判当今儿童、青少年的骨发育情况。因此，亟须开展针对我国儿童骨龄基础数据的系统采样调查。

第二节　全国骨龄采样设计和实施方案

为了了解我国现阶段儿童的正常生长发育与健康营养状况，2017年在科技部"十三五"科技基础资源调查专项资助下，中国疾病预防控制中心营养与健康所牵头进行了《中国0～18岁儿童营养与健康系统调查与应用》的研究。《中国学龄儿童生长发育数据分析及报告和图集制作》作为子课题之一，进行全国3～18岁正常儿童骨发育成熟度X线片的采集和调查。

具体采样设计和实施方案如下所示。

一、调查对象

调查对象为我国7个区域3～18岁儿童。纳入标准：在调查点本地出生、年龄3~18岁的健康儿童，在调查点当地居住半年以上，近1年内无外迁计划，家长或监护人签署书面知情同意书。排除患有各种急、慢性疾病的儿童。3～＜6岁儿童按0.5岁间隔分为6个年龄组，包括3～＜3.5岁、3.5～＜4岁、4～＜4.5岁、4.5～＜5岁、5～＜5.5岁、5.5～＜6岁。6～18岁按1岁间隔分为12个年龄组，分别为6～＜7岁、7～＜8岁、8～＜9岁、9～＜10岁、10～＜11岁、11～＜12岁、12～＜13岁、13～＜14岁、14～＜15岁、15～＜16岁、16～＜17岁、17～18岁。

二、抽样设计

采用多阶段分层随机抽样，在7个区域分别随机选择2个省、直辖市或自治区，再从中随机选取城市和乡村各1个调查点，全国共计28个调查点。

1. 采用系统随机抽样方法，在东北、西北、华北、华中、华东、西南和华南7个区域各抽取2个省、直辖市或自治区，共计抽取14个省份，分别为东北的吉林省和辽宁省、西北的陕西省和青海省、华北的山西省和北京市、华中的河南省和湖南省、华东的江西省和浙江省、西南的云南省和重庆市、华南的广西壮族自治区和广东省。

2. 将各省、直辖市或自治区内的所有区县分为城市和农村2层，每层内随机抽取1个区或县作为调查点，其中区指省会城市、计划单列市及地级市所属区。

3. 每个城市调查点抽取4个街道，每个农村调查点抽取4个乡镇。每个调查点抽取12所高中。

4. 以街道或乡镇为单位，每个街道或乡镇抽取2～4所幼儿园；每个街道或乡镇分别抽取1所小学和初中。

5. 在抽中的幼儿园采用随机整群抽样的方法抽取3～<6岁儿童，在抽中的小学、初中和高中采用随机整群抽样的方法抽取6～18岁儿童。

6. 在项目整体抽样的基础上按比例抽样进行调查，计划每个调查点780例，预计总样本量21 840例。各年龄组均要求男女各半。

三、手腕正位X线片采集

为了方便进行移动、数字化摄影，项目组专门设计了一款自屏蔽移动X线机（X-Bone，上海黛美医疗科技有限公司）。机器投入使用前，经各项性能测试合格，操作人员为北京积水潭医院放射科有经验和资质的技师。受试者监护人签署知情同意书后接受投照，统一采集儿童左手腕骨的正位X线片，四阶羟基磷灰石体模和手腕同时摄片，体模距离手腕骨边缘2～3cm。为了降低辐射剂量，采用透靶X射线球管、碘化铯＋非晶硅结构无线平板探测器，焦点至探测器距离70cm。

曝光条件：管电压60或70kV，管电流0.20mA，曝光时间500ms，入射剂量2.9～4.9μGy。图像以DICOM格式存储。

本项目的采样工作自2019年8月26日开始，到2021年10月16日结束，除湖南省长沙市城市调查点因为新型冠状病毒感染疫情影响未完成计划采样，其他27个调查点均按计划完成采样。共计采集20 444例儿童手腕骨的正位X线片，男10 196例、女10 248例，城市调查点样本量为9711例，农村调查点样本量为10 733例。3～<6岁1611例，男819例、女792例；6～18岁18 833例，男9377例、女9456例。

20 444例儿童全部完成了手腕骨的X线摄影。剔除错误数据和无效数据后，最终的有效图像为20 166例。本次3～18岁正常儿童手腕骨龄采样与既往的骨龄相关研究相比，具有以下特点：地域覆盖范围广泛、区分了农村和城市、抽样方法设计严谨合理、抽样样本量大、国家支持力度大，因此采样数据具有较好的全国代表性，将为建立现阶段新的骨龄评价标准提供基础数据。

参 考 文 献

［1］李凯，甘倩，耿健，等. 全国3～18岁正常儿童骨发育成熟度大样本现况调查的抽样设计和X线影像采集方案［J］. 中华放射学杂志，2023，57（4）：348-352.

第四章

骨龄评价在法医领域的应用

第一节 概　　述

法医年龄推断（forensic age estimation，FAE）是指通过各种技术、方法推断年龄未知个体的真实年龄，是法医学鉴定和研究的重点及热点问题之一。目前，法医年龄推断方法较多，如通过骨骼发育程度、牙齿磨耗程度及分子生物学方法等推断个体年龄。在法医年龄推断实践中，骨龄（bone age，BA或称为skeletal age，SA）是相对比较可靠、常用的方法，主要根据骨骼生长、发育、成熟和衰老相关的时序性形态学变化来推断个体生物年龄，如既往较为经典的计数法、图谱法、评分法等。近年来，既有对以往标准方法的修订，如《中国青少年儿童手腕骨成熟度及评价方法》（TY/T 3001—2006），又陆续出现了新的标准或方法，如《法庭科学汉族青少年骨龄鉴定技术规程》（GA/T 1583—2019）《六大关节骨龄推断数学模型法》；同时，也引入了骨龄研究的新思路、新方法、新范式，如机器学习及深度学习等人工智能评价方法。

2002年2月21日，最高人民检察院发布的《关于"骨龄鉴定"能否作为确定刑事责任年龄证据使用的批复》规定："犯罪嫌疑人不讲真实姓名、住址，年龄不明的，可以委托进行骨龄鉴定或其他科学鉴定，经审查，鉴定结论能够准确确定犯罪嫌疑人实施犯罪行为时的年龄的，可以作为判断犯罪嫌疑人年龄的证据使用"，从而确立了骨龄鉴定的合法性。

法医学骨龄鉴定需求大，且涉及领域广泛。在刑事案件、灾难事故、寻求庇护者、人口贩卖、儿童色情、领养、教育、工作、社会福利、竞技体育等领域均可能涉及骨龄鉴定。2017年，塞克斯（Sykes）等对16个国家在2005—2015年期间有关年龄推断的案件进行统计分析，包括澳大利亚、比利时、巴西、加拿大、智利、丹麦、芬兰、法国、印度、新西兰、挪威、南非、斯里兰卡和瑞典，其中，挪威、瑞典和丹麦是年龄推断案件量最多的三个国家，案件量均超1900例。在法医学骨龄鉴定事由中，尸骨残骸（25.7%）、大型灾难（17.6%）、刑事案件（16.2%）等最为常见。

在我国，根据2004—2021年中国裁判文书网上传的关于"骨龄"相关案件判决书的文书分析中，年龄推断案件类型主要分为刑事案件（2642例）、民事案件（141例）、执行案件（61例）、行政案件（25例）。在法医学骨龄鉴定事由方面，刑事案件主要涉及盗窃罪（1713例）、毒品相关犯罪（258例）、抢劫罪（227例）、故意伤害罪（122例）、强奸罪（76例）、聚众斗殴罪（46例）、交通肇事罪（27例）、故意杀人罪（22例）等；民事案件主要涉及侵权责任纠纷（66例），合同纠纷（31例），婚姻家庭、继承纠纷（17例）等。

在刑事案件中，活体骨龄鉴定的重点和难点在于判断个体是否达到法律条文规定的年龄节点，不同国家刑事责任年龄节点存在一定差异。2020年12月26日，第十三届全国人民代表大会常务委员会第二十四次会议通过《中华人民共和国刑法修正案（十一）》，将《刑法》第十七条修改为："已满十六周岁的人犯罪，应当负刑事责任。已满十四周岁不满十六周岁的人，犯故意杀人、故意伤害致人重伤或者死亡、强奸、抢劫、贩卖毒品、放火、爆炸、投放危险物质罪的，应当负刑事责任。已满十二周岁不满十四周岁的人，犯故意杀人、故意伤害罪，致人死亡或者以特别残忍手段致人重伤造成严重残疾，情节恶劣，经最高人民检察院核准追诉的，应当负刑事责任。对依照前三款规定追究刑事责任的不满十八周岁的人，应当从轻或者减轻处罚。因不满十六周岁不予刑事处罚的，责令其父母或者其他监护人加以管教；在必要的时候，依法进行专门矫治教育。"此次刑法修正案（十一）将我国刑事责任年龄下调为12周岁，为此12、14、16、18周岁将是涉及刑事案件法医学骨龄鉴定的重要年龄节点。表4-1中为部分国家和地区刑事责任年龄下限。

表4-1　部分国家和地区刑事责任年龄下限

年龄（岁）	国家或地区
7	泰国、新加坡、印度、巴基斯坦、南非
8	苏格兰
10	英格兰、威尔士、北爱尔兰、澳大利亚、中国香港特别行政区
11	土耳其
12	中国大陆、加拿大、荷兰、希腊、巴西、匈牙利
14	奥地利、德国、日本、新西兰、中国台湾地区
15	瑞典、挪威、芬兰、丹麦、冰岛
16	西班牙、葡萄牙、中国澳门特别行政区
18	比利时、卢森堡

在法医学骨龄鉴定实践中，除了上述鉴定事由外，还可能涉及缺乏医学出生证、因需身份证明登记，或因需寻求庇护者、难民、移民等年龄推断鉴定等。全球范围内，仍存在数百万儿童缺乏出生登记或准确可信的年龄相关证明材料，主要涉及贫困地区和战争地区的儿童或青少年。在撒哈拉沙漠以南的非洲贫困地区或农村出生的儿童，仅有26.9%有出生证明或年龄相关支撑资料。在我国偏远山区，也存在一定比例的个体未在医院出生而无出生证明等年龄认定材料。在常年饱受战火的地区，缺乏出生登记或准确可信的年龄相关证明材料的个体数量更多。据联合国难民署2024年发布的《全球趋势》记载，截至2023年底，全球有1.173亿人因迫害、冲突、暴力、侵犯人权和严重扰乱公共秩序的事件而被迫流离失所，部分个体可能缺乏年龄证明材料；其中，6830万人为国内流离失所者，3160万人为难民，690万人为寻求庇护者，580万人为其他需要国际保护的人。这类缺乏年龄信息的群体可能因犯罪、移民、领养、教育、工作、社会福利、竞技体育等原因需要进行法医学骨龄鉴定。

基于上述原因，法医学骨龄鉴定一直是法医界的一个热点话题。其中，尸体及骨骼遗骸骨龄鉴定，主要涉及未知名个体的个体识别，为缩小失踪人员搜查范围提供依据；活体骨龄鉴定主要针对身份证明材料缺失或存疑的个体，判断其是否达到某一年龄节点或大致出生年月提供法律证据。不论是尸体及骨骼遗骸，还是活体，法医学骨龄鉴定的目的主要是使推断骨龄的结果更接近真实年龄，服务与法律有关的案件或事宜。

第二节　法医学骨龄鉴定的回顾与现状

法医学骨龄鉴定属于法医人类学的重要部分，早期以尸体或骨骼遗骸为主，推断死者年龄或人类尸骨年龄。随着相关法律法规的制定和完善，后期活体骨龄鉴定需求不断增加，技术与方法也在不断进步和提升。

一、国外骨龄评价在法医领域的回顾与现状

最早关于骨龄鉴定的记录，可追溯至19世纪80年代，美国法医人类学之父Thomas Dwight总结了自己和他人关于骨龄鉴定研究与实践的演变过程，探讨了骨骺、颅缝闭合结构形态的一般规律。然而，由于研究技术和方法限制，当时人类骨骼随年龄变化参数和数据匮乏，实际应用价值有限。1895年，德国物理学家Wilhelm Röntgen发现了X线，为骨龄鉴定的研究开辟了新的路径。1896年，Von Ranke和Angerer等人首次提出将X线应用于儿童骨龄鉴定，并认为腕骨可作为骨龄鉴定的重要指标。1897年，Behrendsen出版了第一部关于手掌骨化系统研究的书籍，为后续通过手腕骨成熟度进行骨龄鉴定方法和标准的建立提供了理论基础和科学依据。1898年，John Poland提出最早的骨骼发育图谱，发布了第一个手腕部骨龄图谱，虽未考虑性别差异，且适用年龄局限，但为随后制定的Todd图谱、G-P图谱等骨龄图谱提供了重要参考价值。

20世纪20年代，美国凯斯西储大学医学院Todd教授收集了带年龄标签的骨骼数据，记录了美国白种人和混血人种男性和女性耻骨年龄变化情况，提出了耻骨联合面十级法，并详细描述了每一级耻骨联合面形态变化特征，具有较强的实际应用价值，为后续根据耻骨联合面推断骨龄的研究奠定了基础。1926年，Todd教授首次提出了仅适用于学龄前期和青春后期儿童的计算骨龄的方法，即儿童骨龄＝腕骨骨化中心－1。在此基础上，1937年，Todd教授又制订了较为完善的骨骼成熟度图谱，即Todd图谱。1938年，Todd教授去世，美国斯坦福大学医学院

Greulich教授接替了他的工作。1950年，Greulich和Pyle发表了《手腕骨发育X线图谱》，又称为G-P图谱。1959年，Greulich和Pyle对标准片进行了部分修订，即目前国际流行使用的G-P骨龄标准图谱，广泛用于儿童及青少年的骨龄鉴定。然而，鉴于图谱法具有较强主观性，1959年，英国伦敦大学Tanner和Whitehouse教授依据英国一般社会经济水平家庭儿童手腕部发育情况，制定了骨龄评分法，即TW1法，是目前评分法推断骨龄标准的雏形。1975年，Tanner等对TW1法进行了修订，分别建立了TW2-20（20块骨）、TW2-RUS（桡骨、尺骨、掌指骨）和TW2-Carpal（腕骨）骨龄标准，又称为TW2法。1997年，Tanner等根据欧洲儿童生长发育的长期趋势，修订了TW2法，分别制订了TW3-RUS和TW3-Carpal骨龄标准，又称为TW3法，广泛应用于儿童和青少年骨龄鉴定实践中。

20世纪60—70年代，Kerley首次提出应用骨组织学进行骨龄鉴定，建立股骨、胫骨和腓骨皮质周围4个显微镜视野中圆周板层骨、初级骨单元、次级骨单元、骨间板数与年龄之间的关系。随后，Acsádi和Nemeskéri出版了有关古人口统计学的书籍，描述了长骨干骺端骨小梁的结构改变，骨髓扩张和重塑随年龄变化规律，为成人骨龄鉴定提供了科学依据。通过骨组织学进行骨龄鉴定，提高成人年龄鉴定的准确性，在大型灾难事故的遗体或骨骼残骸骨龄鉴定中起着非常重要的作用。随后，1984年，Iscan等将肋骨胸骨端引入到骨龄鉴定中，认为肋骨胸骨端能为成年人骨龄鉴定提供可靠的依据，为后续通过锁骨胸骨端推断成人早期骨龄的研究与实践提供了新的思路。

进入21世纪，关于骨龄鉴定的研究层出不穷，包括对现有方法的修订和改进、新解剖部位、新研究方法、新统计方法、新算法模型等。同时，纳入性别、种族差异，建立了不同人群特定方法标准。2004年，Schmeling等提出了综合多指标进行骨龄鉴定，包括第三磨牙、手腕骨和锁骨胸骨端，以期提高骨龄鉴定的准确性和可靠性。随着研究与实践的深入，统计学方法和计算机技术逐渐发展与成熟，传统人工阅片方法主观性较强、可重复性差、耗时长等缺陷促使相关研究人员积极探寻一种客观、准确、可重复性好且高效的骨龄评价方法，骨龄鉴定的研究与应用也经历了基于计算机辅助、传统机器学习及最近引人关注的深度学习研究新范式，以期实现骨龄鉴定的自动化。同时，随着影像技术的发展，多模态影像进行骨龄鉴定成为可能，X线检查、计算机断层成像（computed tomography，

CT）、磁共振成像（magnetic resonance imaging，MRI）和超声已广泛应用于骨龄鉴定，从而简化了尸体骨龄鉴定的程序，也为活体骨龄鉴定提供了更多的可用方法。

二、国内骨龄评价在法医领域的回顾与现状

中华人民共和国成立后，中国高校开始了系统的法医学教育，所用法医学教材多为苏联著作的译本，如1955年中国人民大学刑法教研室译的《法医学》（哈夫捷耶夫著）和中国医科大学法医教研组译的《法医学》（HB波波夫著），均涉及法医学年龄推断的内容，如根据生长发育的体表特征变化进行年龄推断，以及依据骨骼生长发育程度进行骨龄鉴定。随着我国法医学事业的不断发展，中国法医人类学专著陆续出版，如1993年中国医科大学贾静涛编著的《法医人类学》、1999年中国刑警学院依伟力编著的《法医人类骨学》、1998年陈世贤编著的《法医人类学》，均涵盖了法医学骨龄鉴定的相关内容。

自20世纪80年代，我国开展了大量的骨龄鉴定研究，涉及全身多处骨骼，包括手腕部、颅缝、腭缝、胸骨、髂骨耳状面、耻骨联合、锁骨等。1992年，国家体育运动委员会组织相关专业人员，根据我国儿童特点对TW2法进行修订，去掉尺骨，增加了头状骨和钩骨，即CHN法，随后由河北体育研究院对其进行修订，相序制定了《中国人手腕骨发育标准-中华05》和《中国青少年儿童手腕骨成熟度及评价方法》。在法医学骨龄鉴定实践中，骨龄鉴定标准和方法主要源于临床医学或竞技体育领域。进入21世纪，四川大学邓振华教授开展了大量法医学骨龄鉴定影像研究，包括四肢大关节、锁骨胸骨端、骨盆、颅缝、肋软骨等，采用多种影像类型，如X线检查、CT、MRI，多样化研究范式，如传统回归模型、机器学习、深度学习等，获得了大量人类骨骼随龄变化参数和数据，以期通过数据挖掘技术进行整合，应用于骨龄鉴定的实践中。司法鉴定科学研究院王亚辉等和公安部物证鉴定中心田雪梅、张继宗等人，开展了四肢六大关节和锁骨胸骨端的骨龄鉴定研究。在此基础上，2019年10月1日，由司法鉴定科学研究院、公安部物证鉴定中心联合起草的公共安全行业标准《法庭科学汉族青少年骨龄鉴定技术规程》颁布实施，主要适用于我国12～20岁汉族青少年骨龄鉴定，是我国法

医学领域第一部关于汉族青少年骨龄鉴定标准，从此统一涉及青少年法医学骨龄鉴定标准。

第三节　活体法医学骨龄鉴定常用标准和方法

在我国活体法医学骨龄鉴定实践中，骨龄鉴定主要涉及刑事案件中年龄存疑的当事人、缺乏年龄相关证明材料需办理身份证明登记或其他事宜等情形。骨骼发育情况是骨龄鉴定的常用指标，一般通过医学影像技术反映发育情况。骨骼初级骨化中心和次级骨化中心的出现存在一定时序性。胎儿期，大多数初级骨化中心出现，如颅骨、脊柱、肋骨、四肢长骨等；其中，胎儿晚期膝关节即出现次级骨化中心。出生后，次级骨化中心开始出现，如四肢长骨、胸骨、脊柱等。骨化中心的形状、大小与个体成熟度存在密切相关性，对骨化中心进行形态学评估、定性分析、定量分析，可用于新生儿、幼儿的骨龄鉴定。然而，骺板闭合状态是骨骼发育的重要指标，通过骺板融合情况，鉴定儿童、青少年骨龄，其骺板完全闭合是骨骼发育终末阶段，多见于青少年后期和成年人早期。

跨学科国际法医年龄研究小组（the Study Group on Forensic Age Diagnostics，AGFAD）曾制订多份适用于不同情形的骨龄鉴定指南，包括刑事诉讼中的活体年龄推断、非刑事诉讼相关的青少年和成年人早期年龄推断和老年养恤金相关诉讼中的活体年龄推断。

在非刑事诉讼相关的青少年和青壮年年龄推断中，AGFAD提出年龄推断方法和具体操作标准如下。①体格检查：记录人体体格检查数据（身高、体重和体型），性成熟发育状况及与年龄相关的发育障碍。②牙科检查：确定牙齿状态和牙列情况（无法进行X线检查时）。③若个体身份来源已知，仅在涉及法律时，可使用牙齿、手或其他反映个体发育情况的特征的放射学检查。若非法律要求，可使用无辐射影像技术如磁共振成像或超声检查手腕部骨骼和/或锁骨胸骨端骨骺。国外进行非刑事诉讼相关的青少年和青壮年骨龄鉴定，对非诊疗目的放射性检查有更高要求。

在刑事诉讼中的活体骨龄推断中，AGFAD提出年龄推断方法和具体操作标准如下。①体格检查：记录人体体格检查数据（身高、体重和体型），性成熟发育状况及与年龄相关的发育障碍。②左手腕部X线片。③牙科检查：确定牙齿状态及拍摄口腔全景片。④当手部骨骼发育成熟时，通过常规X线检查或CT对锁骨进行补充检查。综合使用上述方法可提高骨龄鉴定的可靠性，放射性检查的合法性必须按照国家或地区的法规要求；优先考虑上述评估个体发育程度的放射学特征，其他放射学特征次之。

目前，针对不同年龄层次，活体法医学骨龄鉴定采用的方法和标准存在差异。鉴定方法应根据案件实际情况进行选择，如鉴定目的、准确性要求、性别、民族或种族、社会经济地位等。表4-2列举了不同年龄层次活体法医学骨龄鉴定的常用标准和方法。

表4-2　不同年龄层次活体法医学骨龄鉴定的常用标准和方法

年龄层级	主要应用指标	推荐方法或标准
未成年人	手腕骨	G-P图谱法 《中国人手腕骨发育标准（CHN法）》 《中国人手腕骨发育标准－中华05》 《中国青少年儿童手腕骨成熟度及评价方法》
	多关节联合法	《法庭科学汉族青少年骨龄鉴定技术规程》 《六大关节骨龄推断数学模型法》
	单一大关节或骨骼	需进一步研究、验证
成年早期	锁骨胸骨端	克瑞纳（Kreitner）法、施梅林（Schmeling）法、科林豪斯（Kellinghaus）法 朱广友法、邓振华法等
	骨盆	里塞尔（Risser）法及其修订法、邓振华法
	四肢长骨骨骺	需进一步研究、验证
成年人	耻骨联合面	萨彻－布鲁克斯（Suchey-Brooks）法、梅里特（Merritt）法、张忠尧法等
	髂骨耳状面	梅里特法
	肋骨、胸骨	OCP分级法、伊斯坎（Iscan）法、邓振华法、卞晶晶法

一、未成年人活体法医学骨龄鉴定

根据《中华人民共和国民法典》第十七条、第十八条的规定：不满十八周岁的自然人为未成年人。未成年人活体法医学骨龄鉴定事由主要涉及刑事案件中年龄存疑当事人。骨骼发育状态是骨龄鉴定的常用指标，主要通过影像学检查，采用评分法，如《中国人手腕骨发育标准－中华05》《中国青少年儿童手腕骨成熟度及评价方法》（TY/T 3001—2006）；多关节联合法，如《法庭科学汉族青少年骨龄鉴定技术规程》（GA/T1583—2019）《六大关节骨龄推断数学模型法》，或单一骨骼或关节进行法医学骨龄鉴定。

（一）手腕骨

目前，国内外应用最广泛的骨龄鉴定标准或方法，主要是基于手腕部发育特征制订的。骨龄评价方法较多，法医学骨龄鉴定实践中，主要依据骨龄发育分期评分的"骨龄评分法"与标准图谱比较的"骨龄图谱法"两种类型。手腕部骨骼数目较多，包括腕骨8块（含豌豆骨）、掌骨5块、指骨14块和尺桡骨，共29块，且拇指内侧种籽骨也是骨骼发育的重要标志；同时，手腕部诸骨各继发骨化中心出现、融合时间不同，为骨龄鉴定提供了可能性。

骨龄评分法是目前国内外最常用的骨龄评估方法的基础，国外TW系列和国内骨龄评分法均基于该原理，如《中国人手腕骨发育标准－中华05》《中国青少年儿童手腕骨成熟度及评价方法》。该方法首先选择手腕部的参评骨，按照骨性指标的发育规律，将各参评骨发育成熟度的评分贡献赋予一定的权重，评价时，逐一对各参评骨进行等级判读，对照《骨发育等级得分表》查找该等级的得分，然后计算所有参评骨的骨成熟度得分总和，最后查找《骨成熟度得分与骨龄对照表》确定骨龄，评分法使骨龄评价更加精确、有效。

与手腕骨评分法不同，骨龄图谱法是将待检片与系列骨龄标准X线图谱比较，以最相像的标准片骨龄作为待检片的骨龄的判定方法，是目前评定骨龄的最基本方法之一，如G-P图谱法。G-P图谱法简便、直观，在国际上广泛应用。目前，该方法在国内临床领域使用广泛，常用于判断骨龄与实际生物年龄的偏离程度，作为筛选儿科内分泌问题和儿童成长障碍的依据之一。由于手腕骨发育不均衡，与标准片存在差异，导致阅片主观性较强，不同阅片者阅片一致性不理想；同时，G-P图谱法是基于欧洲人群样本制订的标准图谱，与国人手腕骨发育存在一定的种族差异，准确性和适用性有待进一步验证，不适用于与法律有关的骨龄鉴定，如涉及刑事责任年龄，故上述因素限制了图谱法在法医学骨龄鉴定实践中的应用。

传统手腕部骨龄鉴定需依靠专家就待测手腕部X线片，根据相应的标准（如评分法、图谱法）进行骨龄评估。实践发现，传统人工阅片方法存在主观性较强、可重复性差、耗时长等缺陷，促使相关研究人员积极探寻一种客观、准确、可重复性好且高效的骨龄评价方法。随着计算机技术和人工智能的发展，关于手腕部骨龄鉴定的研究与应用经历了基于计算机辅助、传统机器学习及最近引人关注的深度学习研究新范式，以期实现手腕部骨龄鉴定的自动化。手腕部骨龄鉴定人工智能研究详见第七章。

（二）多关节联合法

1. 《法庭科学汉族青少年骨龄鉴定技术规程》（GA/T 1583—2019） 2019年10月1日，由司法鉴定科学研究院、公安部物证鉴定中心联合起草的公共安全行业标准《法庭科学汉族青少年骨龄鉴定技术规程》颁布实施，主要适用于12～20岁我国汉族青少年骨龄鉴定，是我国法医学领域第一部关于汉族青少年骨龄鉴定标准，统一了法医骨龄鉴定标准。该鉴定标准主要依据继发骨化中心出现及骨骺闭合的时间顺序来推断骨龄。

2. 《六大关节骨龄推断数学模型法》 2001年，公安部物证鉴定中心张继宗、田雪梅等人提出了《六大关节骨龄推断数学模型法》，该数学模型虽然观测指标较多、计算较复杂，但具有较高准确性及实用性，可用于推断我国北方地区汉族13.0～20.0岁男性青少年的活体年龄。

（三）单一大关节或骨骼

研究发现单一大关节或骨骼在青少年法医学骨龄鉴定案件中也具有一定的实用价值。然而，法医学骨龄鉴定多涉及与法律有关的案件或事项，通过单一大关节或骨骼发育情况出具法医学骨龄鉴定报告的准确性有待进一步研究提高。

综上，未成年人活体骨龄鉴定是法医年龄鉴定的重点和研究热点。未成年人骨骼处于发育期，众多部位骨骺发育特征均可用于年龄推断，如肩关节、肘关节、腕关节、骨盆、髋关节、膝关节、踝关节、锁骨胸骨端等。其中，左手腕因包含多种类型众多骨化中心、易于摄片等优点，是目前未成年活体法医学骨龄鉴定应用最广泛的部位。手腕部骨龄鉴定主要通过图谱法和评分法等人工阅片分析方法。当然，除了手腕部，六大关节等其他部位也可用于法医学骨龄鉴定，如《法庭科学汉族青少年骨龄鉴定技术规程》是未成年人活体骨龄鉴定的常用方法。由于X线摄片时存在一定剂量的辐射，近年来逐渐开展了单一六大关节骨龄鉴定的MRI研究，现有研究结果提示MRI在法医年龄推断中具有较高的应用价值。同时，随着人工智能技术的发展，逐渐出现了应用深度学习进行计算机骨龄评价的方法。

二、成年人早期活体骨龄鉴定

成年人法医学骨龄鉴定以尸体及骨骼遗骸为主，活体成年人骨龄鉴定较少。成年早期锁骨胸骨端骨骺仍存在生长发育变化，故成年人早期骨龄鉴定，可在常规手腕部、四肢长骨骨骺闭合的情况下，增加观察锁骨胸骨端骨骺发育特征，综合进行骨龄鉴定。随着年龄增长，人体全部骨骼完全闭合，成年人骨龄鉴定多基于退行性变化，如耻骨联合、耳状面、肋软骨钙化、肋骨胸骨端、髋臼等，上述指标已在不同种族、年龄层及性别中实践验证，具有较高的可靠性。其他如颅缝闭合、舌骨、喉软骨钙化也用于成年人法医学骨龄鉴定，但需在实践中进一步验证其准确性和可靠性。老年人中，骨骼退行性变化更加明显，易受病理因素影响，有学者认为病理变化也可作为老年人骨龄鉴定的指标之一，如骨关节炎和骨质疏松等，其骨密度测量可用于年龄推断。近几十年，成年人骨龄鉴定方法、技术不断创新、改进和验证，但由于受多种因素影响，成年人骨龄鉴定仍存在较大的个体差异性，误差较大。

目前，尚未颁布关于成年人骨龄鉴定的行业标准或国家标准，常基于研究中的发现或提出的方法进行鉴定。对于成年早期个体，可通过影像学检查，根据锁骨胸骨端Kreitner法、Schmeling法及Kellinghaus法，骨盆Risser法及其修订法进行骨龄鉴定。对于成年个体，耻骨联合Todd、Suchey-Brooks法、Merritt法、张忠尧法等、耳状面Merritt法、肋骨胸骨端Iscan法进行骨龄鉴定。

三、成年人活体法医学骨龄鉴定

成年人活体法医学骨龄鉴定主要涉及以下情况，如长期逃逸的犯罪嫌疑人，抓捕归案后推断目前已是成人年龄，需判断其作案当时年龄；交通事故死亡受害者生前无准确可信的年龄证明文件（无身份证及相关档案记录），但需准确年龄计算死亡赔偿金；社会福利保障工作中相关年龄身份文件缺失，需确定个体年龄是否符合相关政策及法规的要求等。

成年早期骨龄鉴定可根据部分骨骼的生长发育状况推断，如锁骨胸骨端、骨盆、四肢长骨等，前面内容已介绍。此处主要介绍成年后期的骨龄鉴定，目前多基于骨骼的退行性改变，常用指标包括耻骨联合、耳状面、肋骨、胸骨、颅缝等，上述指标已在不同种族、不同年龄层和不同性别中展开了大量研究和实际。调查结果显示，在成年人骨龄鉴定指标中，首选指标为耻骨联合面，其次为肋骨胸骨端和髂骨耳状面。然而，目前成年人骨龄鉴定可参考的特定人群数据仍较少，且骨骼形态受较多因素影响，常表现为与年龄无关的退行性骨骼变化，故成年人骨龄鉴定的准确性和精确度常较差，尤其是老年人。

第四节　尸骨或尸体法医学骨龄鉴定常用标准和方法

尸骨和尸体是法医学骨龄鉴定中常见的检材。尸骨易出现在重大灾害事故中，如飞行事故、火灾、重大交通事故、地质灾害等，或碎尸案中，尸体常毁损严重，面目无法辨认，骨骼残骸可能成为法医学骨龄鉴定的唯一检材，骨骼年龄推断是遇难者身份鉴定的重要依据之一。在法医学研究与实践中，不同部位骨骼残骸，观察指标和方法存在显著差异。在进行法医学骨龄鉴定之前，需完成骨骼残骸种属判定，根据骨骼基本特征，采用比较解剖学方法，基本能确定骨骼种属。骨骼残骸的法医学骨龄鉴定理论上可通过两种方法实现。首先，根据与年龄有关的骨骼形态学特征推断骨龄，以肉眼观为主，是目前应用与研究最为广泛的方法。但有时也可能因关键部位特征损坏严重影响骨龄鉴定的准确性，如严重焚烧的骨骼，骨骼表面特征受到严重破坏，以致骨骼表面的生理变化难以分辨，故借助于骨骼的表面特性对被焚烧的骨骼进行法医学骨龄鉴定有时也存在一定困难。其次，研究发现可通过骨组织学特点进行法医学骨龄鉴定，特别是上述形态学方法不适用时可作为替代方案使用。然而，根据骨组织的显微结构进行法医学骨龄鉴定，方法较为复杂，误差也较大，在实际应用中也受到一定限制。

无名尸的个人识别极其重要，寻找尸源是案件侦破的关键，对骨骼进行年龄推断可以为寻找尸源提供重要线索，加速案件的侦破或处理。对保存完整的尸体，目前常用方法是提取与年龄密切相关的骨骼，对其进行形态学观察，具体观察指标与方法与目标骨骼密切相关，不同骨骼需观察的指标和采用的方法不同，且结果也存在较大差异，主要与不同年龄层次、不同骨骼的骨骼形态和发育进度存在差异有关。尸体法医学骨龄鉴定，骨骼提取应符合相关伦理和法律法规。提取的骨骼常伴有软组织附着，可用煮沸法除去软组织，煮沸时可加适量的氢氧化钠（NaOH）或洗衣粉以去掉脂肪，腐败尸体的骨骼可用除臭剂除去异味，煮沸时要经常观察、翻动，当用手术刀柄轻刮骨骼表面就可将软组织刮掉时，即可停止煮沸，用清水洗净标本，烘干后备检。上述方法需破坏尸体的完整性，针对部分地区或特殊人群，可能存在一定的伦理问题，为此部分国家或地区采用尸体或尸骨的影像学成像技术，在保证尸体完整性的同时完成法医学骨龄鉴定，具有较好的应用前景。

运用尸体影像学成像技术进行法医学骨龄鉴定的标准和方法有待进一步研究探索，具有较大的应用前景。在我国，进行相关鉴定或研究的人员机构寥寥无几，未来可加大对该方法的关注、政策支持及财政投入力度。

第五节　法医学骨龄鉴定存在的问题

（一）骨龄鉴定标准方法虽多，但不统一

目前，不同骨龄鉴定标准方法参考人群不同（如年代、地域、样本量、性别比、年龄范围等）、骨骼指标存在差异、统计方法不同、鉴定策略不一，均可能导致同一受试者应用不同标准方法，结果存在较大差异，缺乏结果准确性比较的现实意义。同时，现存标准方法中既有已发表的研究方法，尚未在多人群或各种情况下验证，也有部门内的行业标准，如国家体育总局颁布的《中国青少年儿童手腕骨成熟度及评价方法》（TY/T 3001—2006）、公共安全行业标准《法庭科学汉族青少年骨龄鉴定技术规程》（GA/T 1583—2019），尚缺乏骨龄鉴定的国家标准。

（二）影响骨龄的因素较多

研究发现性别、种族、遗传、生长环境、运动、营养、社会经济地位、气候、饮食、药物、疾病等均可能在不同阶段影响骨骼发育和形态。然而，现有大部分标准方法仅能矫正性别、种族等个别因素，对于上述大部分影响因素均不能很好地矫正或处理，在一定程度上影响法医学骨龄鉴定的准确性和适用性。例如，目前骨龄鉴定标准或方法均建立在正常骨骼发育或正常结构的情况下，对于骨发育异常或骨结构异常的标本，现有方法难以应对解决。虽然，目前不能完全明确上述因素对骨骼形态的影响方式和强度，但建议在法医学骨龄鉴定中进行年龄相关信息采集时，应尽量多地采集相关信息，以进一步提高年龄推断的准确性。

（三）成年人骨龄鉴定准确率有待提高

成年后，人体大部分骨骼完全闭合，成年人骨龄鉴定多基于退行性变化，与年龄相关性不高，存在较大的个体差异性，误差较大，尤其是老年人年龄推断。传统老年人的年龄推断较困难，体质人类学或法医人类学可能很难区分60岁、65

岁、70岁、80岁，而仅能给出大概年龄范围，如超过60岁。一方面，老年个体因疾病等因素，年龄段相关变化更多样；另一方面，既往老年人年龄推断研究多是基于小样本的尸检样本，统计力度有待进一步提高，且需要探寻更多适用于活体骨龄鉴定的骨骼指标。

（四）鉴定结果与期望值存在差异

通过骨骼指标进行法医年龄推断，所得到的预测年龄为个体骨龄，与实际年龄（出生后经过时间）存在一定差异，故法医学骨龄鉴定结果应以年龄点值和年龄范围的综合形式表达。同时，也需考虑社会年龄，部分地区成年人生活年龄判定可能需多方面综合判定，如生理成年、心理成年和社会成年等。在法医学骨龄鉴定实践中，委托单位（如公安机关、司法部门、民政部门等）或家属可能希望我们提供更准确、范围更窄的预测年龄。但正如上述，年龄推断受多种因素影响，很难提供准确的年龄点值推断，特别是成年人，最终导致鉴定结果与期望值存在差异。

（五）现有法医学骨龄鉴定标准方法尚不能完全满足或滞后于现有法律框架要求

根据《民法典》《刑法》等法律规定，儿童、青少年（如8岁、10岁、12岁、14岁、16岁、18岁）和老年人（如75岁）是与法律密切相关的年龄节点，现有法医学骨龄鉴定标准方法主要适用于青少年及成年早期的个体骨龄推断，对于儿童及老年人的适用性有待进一步研究、提高，尚不能完全满足或滞后于现有法律框架要求，如我国法医学领域第一部关于汉族青少年骨龄鉴定的标准，即司法鉴定科学研究院、公安部物证鉴定中心联合起草的公共安全行业标准《法庭科学汉族青少年骨龄鉴定技术规程》（GA/T 1583—2019），主要适用于12～20岁我国汉族青少年骨龄鉴定；如公安部物证鉴定中心课题组提出《六大关节骨龄推断数学模型法》，主要适用于我国北方地区汉族13.0～20.0岁青少年。对于2020年12月26日通过的《中华人民共和国刑法修正案（十一）》中刑事责任能力年龄下调为12周岁这个重要年龄节点，上述标准尚不能适用。未来还需加强涉及儿童、老年人关键年龄节点的骨龄推断的研究与验证。

（六）法医学骨龄鉴定涉及的伦理问题

法医学骨龄鉴定涉及的伦理问题主要包括尸体检查、尸骨的处理、活体检查及影像学检查等。在进行尸体或尸骨骨龄鉴定时，应充分尊重尸体或尸骨，如需破坏性进行法医学骨龄鉴定，需获得家属知情同意，在无家属时应由领导或上级部门批准。同时，可考虑用尸体影像成像技术代替破坏性法医学骨龄鉴定。另外，涉及活体法医学骨龄鉴定时，我国多数情况下会采用非诊疗目的放射性检查。鉴于辐射暴露可能引起的细胞突变、癌症或其他疾病的风险，对非诊断或治疗目的的人进行放射性检查受到质疑。国外在涉及骨龄鉴定需采用医学方法时，需受检者签署知情同意书，且所有操作应严格符合当地法律要求。目前，我国忽视了非诊疗目的放射性检查的知情同意权，鲜有机构对受检者详细说明骨龄鉴定的放射性检查方法、程序、结果解读等，更没有书面签署知情同意书。活体法医学骨龄鉴定属非诊疗目的放射性检查，应遵守的"医学伦理四原则"（尊重原则、不伤害原则、有利原则、公正原则）；同时，综合考虑不同部位的影像辐射剂量和鉴定结果准确性，尊重受检者的意愿及知情同意权，尽可能地选择可获得预期目标的低剂量检查方法，均衡潜在危害和可能收益。

参 考 文 献

［1］SYKES L，BHAYAT A，BERNITZ H. The Effects of the Refugee Crisis on Age Estimation Analysis over the Past 10 Years：A 16-Country Survey［J］. Int J Environ Res Public Health，2017，14（6）：630.

［2］SCHMELING A，OLZE A，REISINGER W，et al. Forensic age diagnostics of living people undergoing criminal proceedings［J］. Forensic Sci Int，2004，144（2-3）：243-245.

［3］DWIGHT T. REMARKABLE SKULLS［J］. J Boston Soc Med Sci，1899，4（3）：52-54.

［4］TODD T W. Atlas of Skeletal Maturation（Hand）［M］. St. Louis：Mosby，1937.

［5］GREULICH W，PYLE S. Radiographic Atlas of Skeletal Development of file Hand and Wrist［M］. CA：Stanford University Press，1959.

［6］TANNER J，OSHMAN D，BAHHAGE F，et al. Tanner-Whitehouse bone age reference values for North American children［J］. J Pediatr，1997，131（1 Pt 1）：34-40.

［7］TANNER J，WHITEHOUSE R H，MARSHALL W A，et al. Assessment of Skeletal Maturity and Prediction of Aduh Height（TW-2 Method）［J］. London：New York：Academic Press，1975.

［8］张继宗. 法医人类学［M］. 3版. 北京：人民卫生出版社，2016.

［9］贾静涛. 法医人类学［M］. 辽宁：辽宁科学技术出版社，1993.

［10］黄瑞亭，陈新山. 中国法医学史［M］. 武汉：华中科技大学出版社，2015.

［11］邓振华. 法医影像学［M］. 北京：人民卫生出版社，2018.

［12］FAN F，DONG X，WU X，et al. An evaluation of statistical models for age estimation and the assessment of the 18-year threshold using conventional pelvic radiographs［J］. Forensic Sci Int，2020，314：110350.

［13］ZHANG K，FAN F，TU M，et al. The role of multislice computed tomography of the costal cartilage in adult age　estimation［J］. Int J Legal Med，2018，132（3）：791-798.

［14］田雪梅，张继宗，闵建雄，等. 男性青少年X线片的骨骺特征及年龄推断［J］. 中国法医学杂志，2001，16（2）：91-94.

［15］王亚辉，朱广友，乔可，等. X线骨龄评估方法研究进展与展望［J］. 法医学杂志，2007，23（5）：365-369.

［16］SCHMELING A，GRUNDMANN C，FUHRMANN A，et al. Criteria for age estimation in living individuals［J］. Int J Legal Med，2008，122（6）：457-460.

［17］中华人民共和国体育总局. TY/T 3001—2006中国青少年儿童手腕骨成熟度及评价方法［S］. 2006.

［18］张绍岩，刘丽娟，韩一三，等. 中国五城市儿童手腕部桡、尺、掌指骨骨龄与腕骨骨龄差异参考值［J］. 中华儿科杂志，2008，46（11）：851-855.

［19］张绍岩. 中国人手腕部骨龄标准－中华05及其应用［M］. 北京：科学出版社，2015.

［20］鲁婷，范飞，施蕾，等. MRI在法医学活体年龄推断中的研究进展［J］. 法医学杂志，2020，36（4）：549-558.

［21］中华人民共和国公安部. GA/T 1583—2019法庭科学汉族青少年骨龄鉴定技术规程［S］. 2019.

［22］朱广友，王亚辉，万雷. 中国青少年骨龄鉴定标准图谱法［M］. 上海：上海科学技术文献出版社，2016.

［23］田雪梅，张继宗，闵建雄，等. 男性青少年X线片的骨骺特征及年龄推断［J］. 中国法医学杂志，2001，16（2）：91-94.

［24］田雪梅，张继宗，闵建雄，等. 青少年骨关节X线片的骨龄研究［J］. 刑事技术，2001（2）：6-11.

［25］朱锦田，张继宗. 单一大关节判定男性青少年骨龄可靠性的比较研究［J］. 刑事技术，2007（3）：23-26.

［26］牛丽萍，王英元. 青少年肩关节X线片的骨龄研究［J］. 法医学杂志，2002，18（4）：204-206.

［27］SÁNCHEZ M B，CODINHA S，GARCÍA A M，et al. Estimating legal age based on fusion of the proximal humeral epiphysis［J］. Int J Legal Med，2017，131（4）：1133-1140.

［28］贾静涛. 法医人类学［M］. 辽宁：辽宁科学技术出版社，1993.

［29］张继宗. 法医人类学［M］. 3版. 北京：人民卫生出版社，2016.

［30］LU T，QIU L，REN B，et al. Forensic age estimation based on magnetic resonance imaging of the proximal humeral epiphysis in Chinese living individuals［J］. Int J Legal Med，2021.

［31］欧阳镇，唐麟锡，刘宝林. 肘部骨骼年龄判定方法的研究［J］. 中国法医学杂志，1987（2）：81-85.

［32］郑涛，王玉卓，董晓爱，等. 四川汉族青少年肘关节数字X线影像骨龄特征研究［J］. 中国法医学杂志，2013，28（3）：210-214.

［33］DEDOUIT F，AURIOL J，ROUSSEAU H，et al. Age assessment by magnetic resonance imaging of the knee：a preliminary study［J］. Forensic Sci Int，2012，217（1-3）：231-232.

［34］KELLINGHAUS M，SCHULZ R，VIETH V，et al. Enhanced possibilities to make statements on the ossification status of the medial clavicular epiphysis using an amplified staging scheme in evaluating thin-slice CT scans［J］. Int J Legal Med，2010，124（4）：321-325.

［35］JOPP E，SCHRÖDER I，MAAS R，et al. Proximale Tibiaepiphyse im Magnetresonanztomogramm［J］. Rechtsmedizin，2010，20（6）：464-468.

［36］SCHMELING A，SCHULZ R，REISINGER W，et al. Studies on the time frame for ossification of the medial clavicular epiphyseal cartilage in conventional radiography［J］. Int J Legal Med，2004，118（1）：5-8.

［37］FAN F，ZHANG K，PENG Z，et al. Forensic age estimation of living persons from the knee：Comparison of MRI with radiographs［J］. Forensic Sci Int，2016，268：145-150.

［38］LU T，SHI L，ZHAN M J，et al. Age estimation based on magnetic resonance imaging of the ankle joint in a modern Chinese Han population［J］. Int J Legal Med，2020，134（5）：1843-1852.

［39］林界伟，严开仁. 中国南方广东省10~15岁儿童颈椎骨发育与正畸治疗［J］. 口腔医学纵横，1995（4）：229-231.

［40］冯筱妍，卢诗娟，李一鸣，等. 基于锥形线束CT数据的智能颈椎骨龄评估系统的建立［J］. 浙江大学学报（医学版），2021，50（2）：187-194.

［41］KREITNER K F，SCHWEDEN F J，RIEPERT T，et al. Bone age determination based on the study of the medial extremity of the clavicle［J］. Eur Radiol，1998，8（7）：1116-1122.

［42］赵欢，董晓爱，郑涛，等. 运用薄层CT扫描评估四川汉族青年锁骨胸骨端骨骼年龄［J］. 法医学杂志，2011，27（6）：417-420.

［43］王亚辉，朱广友，范利华，等. 锁骨胸骨端骨骺发育CT图像重组与骨龄鉴定技术研究［Z］. 2013.

［44］BITAN F D，VELISKAKIS K P，CAMPBELL B C. Differences in the Risser grading systems in the United States and France［J］. Clin Orthop Relat Res，2005（436）：190-195.

［45］董晓爱，赵欢，青思含，等. 四川汉族青少年骨盆X线骨龄评估［J］. 法医学杂志，2013，29（1）：12-16.

［46］张忠尧，吕登中，刘永胜，等. 男性耻骨结构软X线影像与年龄关系的研究［J］. 中国

法医学杂志，1995（4）：210-212.

［47］BROOKS S，SUCHEY J. Skeletal age determination based on the os pubis：a comparison of the Acsádi-Nemeskéri and Suchey-Brooks methods［J］. Hum Evol，1990，5：227-238.

［48］MERRITT C E. Part II-adult skeletal age estimation using CT scans of cadavers：Revision of the pubic symphysis methods［J］. Journal of Forensic Radiology and Imaging，2018，14：50-57.

［49］MERRITT C E. Part III-Adult skeletal age estimation using CT scans of cadavers：Revision of the auricular surface methods［J］. Journal of Forensic Radiology and Imaging，2018，14：58-64.

［50］MICHELSON N. The calcification of the first costal cartilage among Whites and Negroes［J］. Hum Biol，1934，6：543-557.

［51］MOSKOVITCH G，DEDOUIT F，BRAGA J，et al. Multislice Computed Tomography of the First Rib：A Useful Technique for Bone Age Assessment［J］. J Forensic Sci，2010，55（4）：865-870.

［52］ZHANG K，FAN F，TU M，et al. The role of multislice computed tomography of the costal cartilage in adult age estimation［J］. Int J Legal Med，2018，132（3）：791-798.

［53］卞晶晶，任嘉诚，刘力，等. 女性胸骨X线变化与年龄关系的研究［J］. 中国法医学杂志，1994（1）：16-17.

［54］李彦文，任嘉诚，卞晶晶. 根据中国汉族成年女性肩关节X线影像推断年龄的研究［C］. 西安：全国第六次法医学术交流会，2000.

［55］任嘉诚，卞晶晶，赵经隆，等. 根据中国汉族成年女性肘关节X线影像推断年龄的研究［C］. 北京：第五次全国法医学术交流会，1996.

［56］卞晶晶，任嘉诚，赵经隆，等. 中国汉族女性膝关节推断年龄的研究［C］. 北京：第五次全国法医学术交流会，1996.

［57］WATANABE S，TERAZAWA K. Age estimation from the degree of osteophyte formation of vertebral columns in Japanese［J］. Legal Med-Tokyo，2006，8（3）：156-160.

［58］MONUM T，MAKINO Y，PRASITWATTANASEREE S，et al. Age estimation from ossification of sternum and true ribs using 3D post-mortem CT images in a Japanese population［J］. Legal Med-Tokyo，2020，43：101663.

［59］FELD K，BONNI M，KÖRBER F，et al. Post-mortem estimation of gestational age and maturation of new-borns by CT examination of clavicle length，femoral length and femoral bone nuclei［J］. Forensic Sci Int，2020，314：110391.

第五章

骨龄评价在体育领域中的应用

体育是一种复杂的社会文化现象，它以身体与智力活动为基本手段，根据人体生长发育、技能形成和功能提高等规律，达到促进全面发育、提高身体素质与全面教育水平、增强体质与提高运动能力、改善生活方式与提高生活质量的一种有意识、有目的、有组织的社会活动。随着国际交往的扩大，体育事业发展的规模和水平已是衡量一个国家、社会发展进步的一项重要标志，也成为国家间外交及文化交流的重要手段。体育可分为大众体育、专业体育、学校体育等种类。包括体育文化、体育教育、体育活动、体育竞赛、体育设施、体育组织、体育科学技术等诸多要素。

然而世界范围内最受关注的体育竞赛中，想要培养一名优秀的运动员是一个漫长的过程，其间需要一系列科学合理的方法，包括选材、训练、竞赛选拔等，任何一个环节出现了问题都可能造成运动员成材率的降低。在这一过程中，选材是要根据项目特点将同等发育程度且身体条件适合该项目的孩子选拔出来；训练是要根据孩子的发育情况和不同的敏感期科学地安排训练计划；对于竞赛，则是需要为运动员创造公平公正的比赛环境，因此了解青少年运动员的发育情况在运动员培养过程中是必不可少的，而骨龄评价正是实现这一诉求的重要手段。

第一节　骨龄评价与运动科学选材

一、运动科学选材

运动科学选材，是根据不同运动项目的特点和要求，用现代科学的手段和方法，通过客观指标的测试，全面综合评价和预测，把先天条件优越、适合从事某项运动的人才从小选拔出来，进行系统的培养，并且不断地监测其发展趋势的一个过程。

运动选材过程中，我们不仅要进行当前的测试与评价，更重要的是对运动员未来的竞技能力进行准确的预测，预测是运动选材的核心。影响运动员选材的个人因素主要包括：遗传、年龄（生活年龄、生物年龄、训练年龄）、形态、心理特征、运动体能和功能、运动技术战术和智力与思想品质。

曾凡辉将运动员选材的步骤分为五步：第一步，遗传与家系调查；第二步，对运动员进行发育程度的鉴别；第三步，对运动员形态、功能、素质、成绩和心理水平进行评价；第四步，对运动员发育期的高潮及持续时间的长短进行鉴别；第五步，继续对运动员的形态、功能、素质成绩等的进展速度进行评价。

二、骨龄评价对运动科学选材的重要意义

生物年龄与儿童青少年的身体形态、生理功能、运动素质、心智发育等方面密切相关，同一生活年龄的孩子由于骨骼年龄发育的不同，会在身体形态、生理功能、运动素质和心智发育等方面体现出较大差距。早熟者往往会在同一生活年龄的儿童少年中表现出更强的身体素质和更成熟的心智，更容易获得荣誉和成绩，这种竞争并非建立在合理公平的基础上。而运动选材是将先天条件好的、适合专项发展的儿童挑选出来，给予系统、科学化的培养，以便在未来能够取得优异的运动成绩。这就要求科学选材应该建立在同一生物年龄上对儿童少年的身体形态、生理功能、运动素质、心智发育等方面进行综合评价，挑选出真正有优秀

天赋和发展潜力的专项人才。

骨龄是通过测定骨化中心萌出的时间、顺序、大小、形态、结构及相互关系的变化反映体格发育程度，并通过统计处理，以年龄的形式、以岁为单位进行表达的生物学年龄。人类骨骼发育的变化基本相似，每块骨骼的发育又有其连续性和阶段性，表现出不同的形态特征，骨龄很大程度上代表了儿童青少年真正的发育水平，能比较准确地反映个体生长发育水平和成熟程度。

因此，可以通过骨龄评估将同一生物年龄的儿童少年的身体形态、生理功能、运动素质、心智发育等方面进行综合比较，结合发育类型和发育高潮持续期持续时间的长短，挑选出真正具有优秀天赋和发展潜力的"珠玉"，为国家培养出更多世界一流的运动人才，减少人才流失和资源浪费。

三、骨龄评价在运动科学选材中的应用

（一）骨龄可用于评价儿童少年个体或群体的发育程度，保证选材公平性

在科学选材中，可以通过骨龄鉴别、确定少年运动员的发育程度，排除生活年龄造成的差异。发育程度与身体形态、生理功能、运动素质、心理等息息相关，发育程度的不同会带来运动竞技能力的较大差异，选材时不在同一发育水平进行比较可能会使某些发育早、运动成绩提前出现的早熟者进入队伍，从而使某些发育晚但有潜力的"珠玉"流失在外，错过了科学系统培养，造成人才流失和资源浪费。选材时以骨龄为分组依据，并建立不同骨成熟度下的单项指标和综合评分表，结合身体形态、体格、功能、运动能力等多项指标进行综合评价，会使运动员选材更客观、更准确，尽量避免相对年龄差距带来的影响，保证选材的公平性。

（二）骨龄可用于区别发育类型和预测发育高潮期持续时间的长短

在科学选材中，除了评价身体形态、生理功能、运动素质等方面的能力以外，更重要的是预测少年运动员的生长潜力，而这与发育类型和发育高潮期的持

续时间的长短有关。

发育类型依照发育时间的早晚分为早熟、一般、晚熟三种。不同运动项目对发育分型的需求不同，可以根据不同运动项目的特征进行选择。像篮球、排球等对身高要求高的运动项目较多地选择晚熟者，这部分人群有更长的生长周期和更大的生长潜力。

发育高潮期的持续时间的长短也与骨的成熟度有关，因此可以通过骨龄预测发育高潮期持续时间的长短，持续时间越长，生长发育潜力越大。选材过程中，应该尽量选择在同一发育水平上综合能力更高，发育高潮期更长的运动员。

（三）骨龄可用于预测儿童少年身体形态的生长趋势

骨龄与体型、身材、体内的总脂肪量、成年身高及身高停止生长的年龄等都有关，而这些身体形态指标与运动科学选材息息相关，其中最为典型的就是身高。不同运动项目对身高的要求不同，篮球、排球、田径、游泳等项目对身高有更高的要求。以排球为例，身高是儿童少年排球运动员初选的首要指标，除此之外还包括指间距、小腿指数和跟腱指数等。而骨龄是预测身高的重要依据，且已经发展出许多通过骨龄预测身高的方法。目前主要使用的方法有以下几种。①Bayer-Bayley身高预测表。该预测表是Bayer和Bayley等人于1946年首创，采用骨龄与成年身高百分位数间的关系，使用当时儿童青少年的骨龄图谱标准和身高对其成年身高进行预测，后又使用G-P图谱进行了修订，提高预测的准确性。该方法充分考虑到了骨龄提前或落后情况儿童青少年的影响，从早熟、一般和晚熟三个发育分型对儿童青少年进行分类。②Tanner-Whitehouse身高预测法。Tanner-Whitehouse身高预测法是由Tanner和Whitehouse在1795年首创，将儿童青少年的年龄、骨龄、身高等多个标准作为自变量，将预测的成年身高作为因变量设计的多元回归预测公式。该法所使用的骨龄标准是TW2法中的RUS骨龄标准，不包括腕骨。最初该方法只以正常生长发育的儿童少年作为对象，之后在发展过程中又增加了不同生长发育评价标准的儿童样本，拓宽了应用范围。③RWT身高预测法。1975年，美国学者Roche、Wainer、Thissen创造了这种方法，最初将手腕、足踝和膝关节等能反映骨成熟度的多项指标通过主成分分析和聚类分析等多种方法汇总出身高、体重、父母平均身高和G-P图谱四个预测指标，最终通过这四个指标对成年身高进行预测。

通过对身高等身体形态学指标的预测，可以更精准掌握儿童少年未来的生长发育趋势，寻找与运动专项更匹配的优秀人才，增加成才率。

（四）骨龄可用于预测女孩月经初潮

女孩月经初潮的早晚，是女运动员选拔中的重要考虑因素。月经初潮是青春发育期的重要标志，也是女性性成熟过程中的重要表现。骨龄与女孩初潮的关系密切，有研究证明初潮出现后身高速度会下降，主要是由于初潮前后体内雌激素会周期性升高，对骨龄有促进作用，骨骺一旦闭合，身高的生长也基本停止。因此初潮晚的女性运动员会有更长的生长时间和更大的生长潜力。常用的利用骨龄预测月经初潮的方法有以下几种：①利用拇指内收肌籽骨的出现预测。大量研究发现，手腕x线片上拇指内收肌籽骨与月经初潮关系密切，在拇指内收肌籽骨阴影未出现之前一般不会出现月经初潮，而阴影一旦出现，女孩会在10个月到2年以内出现月经初潮，可以通过相关的回归公式进行计算。②利用平均骨龄预测。大量研究发现骨龄与女孩月经初潮的关系密切，根据骨龄与生活年龄及初潮可能的年龄建立回归方程，以此对月经初潮发生的时间进行预测。

通过骨龄对女孩月经初潮的时间进行预测，可以判断女童的现在的生长发育类型和未来的生长潜力，对女性运动员的筛选有重要意义。

第二节　骨龄评价与运动训练

一、身体素质的敏感期与窗口期

在生长发育各阶段，机体对外部环境刺激因素的影响都会有比较敏感的阶段性时期，这就是体育界所称的敏感期。各项身体素质的发展都存在敏感期，在青少年各项身体素质发展的敏感期训练会使身体素质得到最大效果的提高。在欧美等国家学者的研究观点中，同样认为如果运动员错过了身体素质敏感期的身体素质训练，就不会激发出身体功能的最高水平，对运动员未来的发展不利。

　　窗口期，从医学上来讲，一般指一个区间而非一个节点。美国著名高尔夫运动专家Greg Ross博士将青少年各项运动能力发展的敏感期形象地描述为窗口，指出人体的各运动能力敏感期主要开启与闭合发生在青少年时期，特别是青春期前后，并提出13个窗口理论，包括功能稳定性窗口、功能力量窗口、奥林匹克举重力量窗口、爆发力窗口、速度窗口、耐力窗口、柔韧（灵活）窗口、技巧窗口、三维空间意识窗口，其中速度、耐力、柔韧（灵活）、技巧四个能力因素各有1和2两个窗口期（表5-1）。

表5-1　青少年各项运动能力发展的13个窗口期

指标	发展窗口期	
	男	女
功能稳定性窗口期	5～8岁	4～7岁
功能力量窗口期	9岁-结束生长速度高峰6个月	8岁-结束生长速度高峰或出现月经初潮
奥林匹克举重力量窗口期	结束生长速度高峰6～12个月之间	结束生长速度高峰之后立即开始或在月经初期开始的时候
爆发力窗口期	16～22岁	15～21岁
速度窗口期1	5～8岁	4～7岁
速度窗口期2	12～14岁	11～13岁
耐力窗口期1	12～14岁	11～13岁
耐力窗口期2	17～22岁	16～21岁
柔韧（灵活）窗口期1	5～8岁	4～7岁
柔韧（灵活）窗口期2	12～14岁	11～13岁
技巧性窗口期1	9～12岁	7～10岁
技巧性窗口期2	14～18岁	12～16岁
三维空间意识窗口期	12～14岁	11～13岁

　　一般来说，青少年儿童身体素质的敏感期尤为重要，一旦儿童青少年的体能训练和综合素质的发展与敏感期擦肩而过，那么整体水平与预期目标就会相差甚

远。所以，"从娃娃抓起"并不是没有道理，根据现有的研究表明，敏感期的爆发时段就是儿童青少年身体素质及智力开发的最佳时机。

二、骨龄评价在运动训练中的应用

青少年运动员的训练与其生长发育程度有密切的联系，不同的年龄段有不同的身体素质敏感期，如果在某个生长发育阶段采用了不合适的训练方式，可能会对青少年运动员造成不良影响。比如，无氧能力与肌肉生长密不可分，肌肉生长又受到睾酮激素的影响，因此青春期前训练对肌肉的影响是很小的，而有氧能力则会随着身体形态发育在心肺功能提高过后发展迅速，过早增加训练负荷可能会影响青少年运动员生长发育；在青少年运动员心智未成熟时期采用长时间过于单调的训练会让孩子产生厌烦心理。因此需要根据青少年的发育制定合适的长期、中期、短期训练计划，而通过骨龄评价可以更精准地了解到青少年运动员的发育情况，更好地指导安排训练。

第三节　骨龄评价在体育竞赛中的应用

一、目前青少年体育竞赛分组现状

体育竞赛是检验运动员竞技能力的重要方式，也是检验选材和训练水平的重要标准。而在青少年体育赛事分组中常常面临发育程度相对于生活年龄或早或晚情况，需要一种能反映青少年实际发育水平的标准来解决这一问题。

不在同一生长发育水平上的青少年运动员，在身体形态、生理功能、运动素质、心理等方面都会有较大差别。因此，以生活年龄分组会出现发育较早但潜力天赋一般的青少年运动员在比赛中取得较好的成绩，而发育较晚的青少年运动员人才可能会被埋没。从而导致某些发育晚但有潜力的"珠玉"流失在外，错过了科学系统培养，造成人才流失和资源浪费。

二、以骨龄分组的可行性

骨龄是评价儿童青少年生长发育和体质健康程度的重要指标。有别于生活年龄，骨龄属于常用生物年龄中的一种，很大程度上代表了儿童青少年真正的发育水平，能比较准确地反映个体生长发育水平和成熟程度。关于骨龄的实际应用目前已日益广泛。据文献报道骨龄与生长发育有密切关系，骨龄不仅用来研究生长发育，预测成年时身高和女孩月经初潮，而且可诊断内分泌系统疾病所致的生长障碍、青春期延迟和性早熟等疾病。研究结果还表明骨成熟度对儿童智力发育有着极其重要的关系。对低智商儿童的骨龄曾做过研究，即使只有轻度的智力发育迟缓的儿童，骨龄也有落后表现，并且年龄越小，表现越明显。说明骨龄与智力发育二者间有着密切的内在联系，骨发育成熟度与儿童智力发育二者间不仅有着重要的内在联系关系，同时儿童的身体发育成熟水平也是影响儿童智力发展的一个重要因素。在运动竞赛中，为了尽可能保证比赛的公平性，要最大限度保证运动员们处于同一发育水平，骨龄是目前较常用且较为成熟的评价儿童青少年生长发育水平的指标。因此，在青少年体育竞赛分组时，通过骨龄测试，采用以骨龄分组的方法，可以改善比赛过程中骨龄延迟发育者因成绩不理想而造成的人才流失现象，更有利于后备人才的选拔和培养。

参 考 文 献

［1］曾凡辉，王路德，邢文华，等. 运动员科学选材［M］. 北京：人民体育出版社，1992.

［2］曾凡辉. 科学选材的五个步骤［J］. 湖北体育科技，1988（1）：25-31.

［3］《运动解剖学》编写组. 运动解剖学［M］. 北京：北京体育大学出版社，2013.

［4］席焕久. 人的骨骼年龄［M］. 辽宁民族出版社，1997.

［5］叶恭绍. 中国医学百科全书（儿童少年卫生学）［M］. 上海：上海科学技术出版社，1984.

［6］Chen R，Lu B，Xie C. OVARIAN DEVELOPMENT OF HU LAMBS DURING THE FOE-TAL AND POST-NATAL STAGES［J］. Chinese Journal of Animal and Veterinary Sciences，1989.

［7］胡建平. 青少年儿童体能训练与身体发展敏感期的契合研究［J］. 运动，2017（21）：9-10.

［8］邓华源. 少年儿童速度素质的增长敏感期［J］. 武汉体育学院学报，1982（2）：61-65.

［9］苏士强．力量素质训练敏感期的实验研究［D］．北京：北京体育大学，2013．

［10］Bornstein MH. Sensitive periods in development：Structural characteristics and causal inter-pretations.［J］. Psychological Bulletin，1989，105（2）：179-197.

［11］Loko J，Aule R，Sikkut T，et al. Age differences in growth and physical abilities in trained and untrained girls 10-17 years of age［J］. American Journal of Human Biology，2010，15.

［12］Malina R，Woynarowska B，Bielicki T，et al. Prospective and Retrospective Longitudinal Studies of the Growth，Maturation，and Fitness of Polish Youth Active in Sport［J］. Int J Sports Med，1997，18（S 3）.

［13］王伟杰．儿童青少年身体素质敏感期的变化特点［D］．北京：北京体育大学，2015．

［14］王宏建．青少年身体素质发展敏感期的综述研究［J］．体育科技文献通报，2017，25（6）：108-109．

［15］张春燕．青少年身体素质敏感期及锻炼方法［J］．中国青年政治学院学报，2014，33（5）：68-70．

［16］T U，D D，B S，et al. The development of the physical fitness construct across childhood.［J］. Scandinavian journal of medicine&science in sports，2018，28（1）

［17］李恩荆，刘庆，张一民，等．不同发育水平儿童少年力量素质与激素水平的变化规律与关联分析［J］．武汉体育学院学报，2019，53（03）：50-57．

［18］朱海燕，陈佩杰，段子才，等．男性青少年发育过程中血清胰岛素样生长因子-1和睾酮水平与下肢骨骼和肌肉形态、机能发育的关系及运动训练对其的影响［C］//中国运动医学学会，国家体育总局运动医学研究所. 2002年第9届全国运动医学学术会议论文摘要汇编.［出版者不详］，2002：1．

［19］邵慧秋，严政，戴秀霞．江苏省青少年运动员血睾酮水平的调查与分析［J］．体育与科学，1996（3）：28-31．

［20］隗开旭．智力发育与骨龄关系研究［J］．中国校医，1992（5）：4-6．

［21］Marie P J，Kassem M. Extrinsic Mechanisms Involved in Age-Related Defective Bone For-mation［J］. Journal of Clinical Endocrinology&Metabolism，2011，96（3）：600-609.

［22］Wei Y，Sun Y. Aging of the Bone［M］. Aging and Aging-Related Diseases：Mechanisms and Interventions. Singapore：Springer-Verlag Singapore Pte Ltd，2018：189-197

［23］Kim J R，Shim W H，Yoon H M，et al. Computerized Bone Age Estimation Using Deep Learning-Based Program：Evaluation of the Accuracy and Efficiency［J］. American Journal of Roentgenology，2017，209（6）：1374-1380. Computerized Bone Age Estimation Using Deep Learning-Based Program.

［24］Mergler S，de Man S A，Boot A M，et al. Automated radiogrammetry is a feasible method for measuring bone quality and bone maturation in severely disabled children［J］. Pediatric Radiology，2016，46（7）：1017-1022.

［25］Cavallo，F，etal.，Evaluation of Bone Age in Children：A Mini-Review. Frontiers in Pedi-atrics，2021. 9.

［26］Ke，D，etal.，Chronological and Skeletal Age in Relation to Physical Fitness Performance in Preschool Children. Frontiers in Pediatrics，2021. 9.

［27］Lee B-D，Lee M S. Automated Bone Age Assessment Using Artificial Intelligence：The Future of Bone Age Assessment［J］. Korean Journal of Radiology，2021，22（5）：792-800.

［28］Sarmah SS. Concept of artificial intelligence，its impact and emerging trends. Int Res J Eng Technol 2019；6：2164-2168

［29］Krizhevsky A，Sutskever I，Hinton GE. Imagenet classification with deep convolutional neural networks. Commun Acm 2017；60：84-90

［30］谢敏豪，李红娟，王正珍，等. 心肺耐力：体质健康的核心要素——以美国有氧中心纵向研究为例［J］. 北京体育大学学报，2011（2）：1-7.

［31］支二林，郭宏伟. 7~21岁城市男学生身体素质发展敏感期的研究，现代中小学教育，1992（3）：50-52.

［32］少年儿童运动员发育程度鉴别的意义与方法_曾凡辉［J］.

［33］王金灿. 运动员科学选材［M］. 北京：人民体育出版社，2005.

［34］刘卫民，刘丹. 相对年龄影响足球运动员选材制度调控策略的研究——兼述对我国占少年儿童足球运动员选材制度改革的启示［J］. 中国体育科技，2010，46（3）：29-33，67.

［35］董艳艳. 不同项目儿童少年运动员骨龄纵向分析与应用研究［J］. 体育科技，2018，39（01）：19-22.

［36］孙宁，姚莹莹，王琼. 青少年运动员比赛按骨龄分组科学性的探析［J］. 浙江体育科学，2012，34（6）：97-98.

［37］徐刚，罗冬梅. 中国青少年分龄赛实施骨龄分组可行性的研究［C］//第九届全国体育科学大会论文摘要汇编（3）. 2011.

［38］刘卫民，周庆岱，刘丹. 相对年龄对我国优秀青少年男子足球运动员选材影响的实证研究［J］. 中国体育科技，2007，43（4）：5.

［39］黄耕培，崔玮华，马力宏，张一兵，王建雄. 骨龄研究与应用［J］. 天津体育学院学报，1988（2）：30-36.

［40］郑琦萱，余靖梓. 浅谈骨龄的应用［J］. 运动精品，2018，37（4）：45-46.

［41］张玉青. 浅谈骨龄在儿童体质研究中的应用［J］. 体育教学，1988（3）：54-55.

［42］朱子平. 第二讲运动员骨龄选材［J］. 浙江体育科学，1991（3）：62-70.

［43］杨陈杰，尚玉耀. 试析骨龄与选材［J］. 安徽体育科技，1987（1）：21-24.

［44］张金钊. 关于骨龄对运动选材的研究综述. 体育论坛. 2020（3）

［45］季成叶. 骨龄在儿童少年运动人材选拔中的应用（综述）［J］. 体育科学，1988（4）：60-64.

［46］张晓炳，李鸿涛，庄红. 骨龄在运动员选材中的作用. 山西体育科技. 2008（8）

［47］黄彬，薛波. 从骨龄与运动成绩的关系看少年体育人才的选拔［J］. 体育与科学，1988（1）：37-38.

［48］陈行刚，高云鹏. 骨龄在青少年篮球运动员选材中的相关因素分析［J］. 中国校外教育

（理论），2007（6）：94.

［49］苏国培. 骨龄在少年篮球运动员选材中的应用［J］. 体育科技，1995（3）：74-76，78.

［50］唐秀娟. 骨龄在中国青少年足球运动员选材中的应用［J］. 灌篮，2019（12）：214.

［51］连道明，杨培豪，吴慧如. 我国优秀青少年羽毛球运动员骨龄分析及其运用［J］. 体育科学研究，1989（2）：42-43，29.

［52］张祖焕，俞世军. 论骨龄在少年男子标枪运动员选材中的应用［J］. 浙江体育科学，2002（2）：15-16，33.

［53］曾凡辉，刘欣. 发育程度和发育期高潮持续时间、发育分型的鉴别及其对选材的作用［J］. 体育科研，1983（1）：12.

［54］罗兴华，雷桂成，黄美好，李笑虹，薛方亮，宣杰. 青春期少儿运动员血清睾酮水平及其相关因素多元线性回归分析的研究［J］. 中国运动医学杂志，1991（1）：51-55.

［55］刘同员. 体育健身学. 北京：人民体育出版社，2006年7月

［56］周登嵩. 学校体育学［M］. 北京：人民体育出版社，2004.

［57］体育概论编写组. 体育概论［M］. 北京：北京体育大学出版社，2013：12

第六章

骨龄评价在医疗领域的应用

第一节　骨龄评价在儿童医疗过程中的应用概述

在儿童医疗过程中，骨龄评价可用于儿童健康评价，较准确反映个体的生长发育水平和成熟程度；确定儿童的生物学年龄，及早了解儿童的生长发育潜力及性成熟趋势；预测儿童成年身高；诊断多种内分泌与遗传性疾病、指导临床用药和随诊时监测临床疗效。

第二节　出现骨龄延迟的常见疾病

一、甲状腺功能减退

（一）甲状腺激素的调节及生理作用

1. 下丘脑－垂体－甲状腺轴的反馈性调节　当血液游离三碘甲状腺原氨酸（free triiodothyronine，FT_3）、游离甲状腺素（free thyroxine，FT_4）浓度升高时，通过负反馈作用阻断下丘脑促甲状腺激素释放激素（thyroid stimulating hormone releasing hormone，TRH）对垂体的作用，从而减少促甲状腺素（thyroid

stimulating hormone，TSH）释放，当血液FT_3、FT_4浓度降低时，TSH分泌增加，甲状腺摄取碘增多，合成和分泌甲状腺激素增加，以维持甲状腺激素的浓度。甲状腺激素自身反馈调节也有一定作用，主要保持体内甲状腺激素作用相对稳定。

2. 甲状腺激素的生理作用　甲状腺激素几乎作用于机体所有组织，维持各器官系统的正常功能，包括氧化产热；调节糖、蛋白质及脂肪代谢，对组织分化、发育、成熟非常重要，与生长激素在促进生长发育方面具有协同作用；在脑细胞增殖时期，甲状腺激素必不可少，后天缺乏甲状腺激素后，可导致记忆力减退，思维和反应迟钝。

（二）病因

1. 先天性甲状腺功能减退　甲状腺发育不全最常见，约占85%，10%为甲状腺激素合成相关酶的缺乏，其他如TSH受体缺陷、甲状腺激素代谢或作用缺陷，以及下丘脑、垂体病变导致的继发性甲状腺功能减退。

2. 后天性甲状腺功能减退　慢性淋巴细胞性甲状腺炎又称桥本甲状腺炎，是儿童和青少年甲状腺功能减退（简称甲减）的最常见原因；其他如碘缺乏、甲状腺手术或损伤、下丘脑垂体疾病手术后等。

（三）临床表现

主要表现为精神发育迟缓、生长发育迟缓及基础代谢率低下。临床表现与发病早晚有关，发病越晚，生长发育受影响越轻。3岁以后发病者智力可正常，但记忆力与理解力下降，可见面部黏液水肿、表情呆滞、反应慢、嗜睡、疲乏无力、行动迟缓、皮肤干燥、毛发稀少、食欲差、便秘、腹胀、脉缓等，严重黏液水肿可合并心脏病，可有心包积液、血压偏低等。

（四）影像学检查与实验室检查

1. 骨龄　以左手腕正位片为主，新生儿及6个月以内婴幼儿可摄膝部及踝部片，观察股骨远端、胫骨近端及踝部骨骺。

骨龄延迟是最主要的X线表现，表现为骨骺出现和闭合均延迟，延迟严重者，至成年期部分骨骺仍未闭合。除骨龄延迟外，骨骺发育不全也较常见，表现为骨骺数目少、形态小，呈点状或碎裂状，常见于股骨及胫骨近端骨骺（图6-1）。

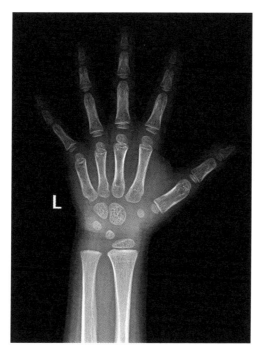

图6-1　甲状腺功能减退患者左手腕X线正位片

注：患儿，男性，9岁，发育迟缓伴甲状腺功能减退，骨龄延迟。R-BA 6岁2个月，C-BA 6岁5个月。R-BA为R系骨龄；C-BA为C系骨龄。

2. 甲状腺功能　FT_3、FT_4、总三碘甲状腺原氨酸（TT_3）、总甲状腺素（TT_4）浓度降低，TSH升高（原发性甲减）或减低（继发性甲减）。

3. 甲状腺自身抗体　自身免疫性甲状腺炎者可见血清甲状腺球蛋白抗体（thyroglobulin antibody，TGAb）或甲状腺过氧化物酶抗体（thyroid peroxidase antibody，TPOAb）水平明显增高，阳性率可高达95%。

4. 甲状腺超声或放射性核素检查　可检测甲状腺发育不良、缺如或异位。

5. 其他　疑有心肌受损或心包积液者应行胸部透视或胸片。原发性甲减鞍区磁共振检查，垂体可增大呈圆形。

（五）诊断

临床有基础代谢率低的表现，结合实验室检查，血FT4降低，原发性甲减者血TSH增高，即可确诊。慢性淋巴细胞性甲状腺炎患者血中尚可测得TGAb及TPOAb。

（六）治疗

左甲状腺素钠（L-T$_4$）替代治疗，初始剂量：婴幼儿10～15μg/（kg·d），每天一次口服，随年龄增长，初始剂量减少，儿童剂量2～5μg/（kg·d），成人只需要2μg/（kg·d），2～4周后复查甲状腺功能，并根据检查结果调整药物剂量。

二、青春期发育延迟

女孩13周岁、男孩14周岁，仍无青春期发育征象者，应对其进行相关检查和生长发育的评估，以明确青春期发育延迟的可能原因。

（一）病因

除慢性系统性疾病导致青春期发育延迟外，大体可分三类。

1. 原发性性腺功能减退症　性腺本身发育障碍，使性功能减退，其促性腺激素水平增高，故称高促性腺激素性性腺功能减退症。

（1）染色体异常导致的原发性性腺功能减退症

1）Turnner综合征：也称为先天性卵巢发育不全，染色体核型最常见于45,X。

2）Klinefelter综合征：又称精曲小管发育不全或原发性小睾丸症，常见的核型是47,XXY或46,XY/47,XXY。

（2）非染色体异常导致的原发性性腺功能减退症

1）单纯性腺发育不全：具有正常性染色体核型46,XX/46,XY，但其表现型为女性，性腺呈条索状。

2）雄激素生物合成障碍。

3）类固醇5α-还原酶（steroid 5α-reductase，SRD5A）缺乏：睾酮不能在靶细胞中转化为活性更强的二氢睾酮，而导致胚胎期外生殖器的分化发育过程不能正常完成，表现为男性外生殖器发育异常。

4）雄激素不敏感综合征（testicular insensitivity syndrome）：由于雄激素受体表达水平和功能受损，导致最常见的男性女性化表型。

2. **继发性性腺功能减退症**　继发于垂体促性腺激素缺乏者，其促性腺激素水平降低或缺如，称为低促性腺激素性性腺功能减退症。例如，垂体柄阻断综合征、鞍区肿瘤术后等导致垂体前叶功能减退，Kallmann综合征又称促性腺激素分泌不足的性腺功能减退伴嗅觉丧失症，是一种先天遗传病。

3. **体质性青春期发育延迟**　此类患者出现青春期发育时间晚于普通人群，大部分延迟2～3年，极少数人可延迟到20～21岁才出现青春期发育。尽管如此，这些患者最终都可以完成正常的性发育。

（二）临床表现

女孩13岁、男孩14岁以上无第二性征出现。部分患者虽有乳房发育及睾丸体积增大，但发育进程缓慢，历经4～5年未出现月经或遗精。骨骼成熟迟缓，骨龄往往小于实际年龄。

器质性性腺功能减退或部分综合征合并性腺功能减退患者常伴随相应的症状。男孩小阴茎、小睾丸，或隐睾、尿道下裂等；女孩出生时外生殖器正常，大、小阴唇不发育等。

（三）影像学检查与实验室检查

1. **骨龄**　青春期发育延迟表现为骨龄延迟，通常不伴有骨骺发育不全。伴有性激素水平降低者，骨龄往往延迟明显。其中部分原发性或继发性性腺功能减退症患儿对于腕骨骨骺的影响大于其余腕部骨化中心，可表现为腕部骨化中心不对称，腕骨骨骺发育落后于尺桡骨及掌指骨骨化中心（图6-2）。而单纯体质性青春期延迟则表现为腕部骨化中心均发育延迟，骨化中心间不存在明显差异。

2. **下丘脑垂体MRI**　多垂体激素缺乏症患儿可见垂体发育缺陷（如垂体柄断裂，空蝶鞍等），Kallmann综合征患儿可见下丘脑嗅球发育不良。

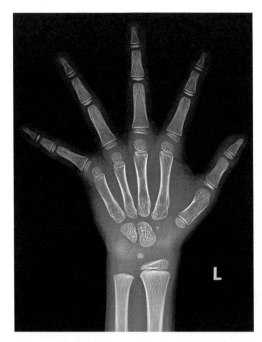

图6-2　青春期发育延迟患者左手腕X线正位片

注：患儿，男性，8岁，发育迟缓伴性腺功能减退，骨龄延迟。R-BA 6岁9个月，C-BA 4岁10个月，腕骨发育延迟更明显。R-BA为R系骨龄；C-BA为C系骨龄。

3. B超　女孩观察子宫、卵巢，男孩观察睾丸。

4. 性激素水平　依病因而不同。

5. 促性腺激素释放激素激发试验　该试验主要用于了解垂体释放黄体生成素（luteinizing hormone，LH）、卵泡刺激素（follicle-stimulating hormone，FSH）的功能，可区分高促性腺激素性与低促性腺激素性性腺功能减退。

6. 人绒毛膜促性腺激素试验　用于评估患者是否有能合成和分泌雄激素的睾丸组织。

7. 肾上腺类固醇激素　一些少见的皮质醇合成缺陷，也可影响雄激素的合成。例如，类固醇激素生成急性调节蛋白（steroidogenic acute regulatory protein，StAR）基因突变导致的先天性类脂质肾上腺皮质增生、*DAX*-1突变导致的X连锁肾上腺发育不良，患者均会出现性发育异常及延迟的表现。

8. 遗传学检测　①染色体核型分析。②相关基因缺陷筛查。

（四）诊断

诊断过程实际上是性发育迟缓的鉴别诊断过程。首先，初步评价性发育迟缓是体质性青春期延迟，还是病理性的性腺功能减退，对于后者进一步明确病因。根据促性腺激素的水平初步了解是原发性性腺器官异常还是下丘脑-垂体对性腺调控失常所致。

（五）治疗

根据病因确定适当的治疗方案。治疗目的是促进性腺发育，诱导青春期发育的启动；恢复或维持患儿体内正常性激素水平及其性腺功能。诱导青春期发育治疗：人绒毛膜促性腺激素或促性腺激素释放激素脉冲微量泵注射，用于低促性腺激素性性腺功能减退患者。性激素替代治疗：睾酮或雌激素。

三、生长激素缺乏症

下丘脑分泌生长激素释放激素和生长抑素，促进或抑制垂体分泌生长激素，再进一步促进肝等组织合成胰岛素样生长因子-1（insulin-like growth factor 1，IGF-1）和IGF结合蛋白3（IGF binding protein 3，IGFBP-3），作用于靶器官促进生长和代谢，该轴即下丘脑-垂体-IGF1轴或生长轴。下丘脑还接受高级中枢神经传入的信息而受其影响。

（一）病因

1. 下丘脑-垂体先天异常　如全前脑缺乏或无脑、脑裂、视中隔发育不良、视神经发育不良。面部的畸形如单门齿脑中线发育不良、视神经伴透明隔发育不良、唇裂、腭裂等先天发育不良的部分患儿伴有下丘脑缺陷和/或多种垂体激素分泌缺乏。空蝶鞍，为蝶鞍膈缺乏引起鞍上蛛网膜腔疝入鞍膜，使蝶鞍变形，垂体变平，多伴有生长激素缺乏。

2. 破坏性病变　颅底骨折或出血、出生时的缺血缺氧性脑病。颅内肿瘤特别是颅咽管瘤、神经胶质瘤、肉芽肿病、颅内血管瘤等。对颅脑、眼及中耳部放射治疗可影响生长激素分泌。

3. 特发性下丘脑-垂体功能减退　多数下丘脑-垂体功能减退患者未能发现明显的病变，多在下丘脑。

4. 遗传性下丘脑-垂体-生长轴功能障碍　生长激素基因缺陷可引起特发性生长激素缺乏症（idiopathic growth hormone deficiency，IGHD）。遗传性垂体激素缺乏包括生长激素（growth hormone，GH）、TSH、促肾上腺皮质激素（adrenocorticotropic hormone，ACTH）、LH和FSH缺乏，而催乳素（prolactin，PRL）多正常或升高。

5. 精神性生长障碍　环境因素通过中枢神经系统使患者产生抑郁情绪等，影响下丘脑-垂体生长激素的分泌，导致生长障碍。

（二）临床表现

生长激素缺乏患儿出生时身长和体重多正常，严重GH缺乏时，如GH基因缺失，1岁时即可明显矮于正常同龄儿平均值-4SD。GH缺乏程度稍轻者，1岁后逐渐出现生长减慢。患儿身高常在同年龄、同性别组身高的第3百分位以下，或平均身高-2SD以下。生长速度一般<4cm/y。患儿头部呈圆形，面部幼稚，皮肤细腻，头发纤细，鼻背较矮，牙齿萌出较迟，四肢和身体比例匀称，躯体稍胖，手足较小。智力多正常。骨骼生长落后。少数可有空腹低血糖。男孩可有小阴茎。

当下丘脑或垂体受损严重时，可出现多发性垂体激素缺乏，除GH缺乏外，可有TSH、ACTH和/或促性腺激素LH、FSH的缺乏，这类患儿除生长迟缓外，尚有其他伴随症状：伴有ACTH缺乏者容易发生低血糖；伴TSH缺乏者可有甲状腺功能减退的症状；伴有促性腺激素缺乏者青春期无第二性征发育等。

器质性生长激素缺乏症可发生于任何年龄，其中由围生期异常情况导致者常伴有尿崩症；颅内肿瘤导致者则多有头痛、呕吐、视力障碍和眼底改变等，较多见为颅咽管瘤或鞍上和鞍内肿瘤。

（三）影像学检查与实验室检查

根据病因不同，生长缓慢出现的时间可不同。为及时做出正确诊断，需做以下检查。

1. 骨龄　骨龄明显延迟，可落后生理年龄2岁以上。但通常不伴有骨骺发育不全。部分患儿，由于生长激素缺乏对尺桡骨及掌指骨骨骺的影响大于腕骨骨化中心，亦可表现为腕部骨化中心发育不一致，尺桡骨及掌指骨骨化中心落后于腕骨骨化中心（图6-3）。

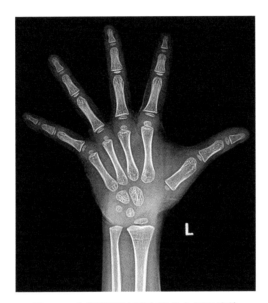

图6-3　生长激素缺乏症患儿左手X线片

注：患儿，男性，6岁。发育迟缓伴性腺功能减退，骨龄延迟。R-BA 3岁9个月，C-BA 5岁3个月，尺桡骨及掌指骨发育延迟更明显。R-BA为R系骨龄；C-BA为C系骨龄。

2. GH激发试验　GH激发试验是借助胰岛素、精氨酸、可乐定、高血糖素、左旋多巴等药物促进GH分泌而进行的。GH峰值＞10μg/L为正常。两种药物刺激试验的峰值均＜10μg/L为部分缺乏，＜7μg/L为缺乏，＜5μg/L为严重缺乏。

3. IGF-1和IGFBP-3　IGF-1和IGFBP-3均为检测GH-IGF轴功能的指标，但该指标有一定的局限性。IGF-1水平降低，可考虑GHD可能，但IGF-1水平正常也不能完全除外GHD。

4. 其他内分泌系统检查　生长激素缺乏症诊断一旦确立，应检查下丘脑-垂体轴的其他内分泌功能。已确诊为生长激素缺乏症的患儿，需行鞍区MRI检查，了解下丘脑-垂体有无器质性病变，尤其对检测肿瘤有重要意义。

5. 对身材矮小的患儿，如有体态发育异常应进行核型分析，女性矮小伴青春期延迟者，需排除常见的染色体疾病如Turner综合征。

（四）诊断

患儿体格匀称，身材矮小，身高在同年龄、同性别组身高的第3百分位以下，或平均身高-2SD以下，骨龄落后2岁以上，生长速度＜4cm/y或生长曲线向下偏离时，应考虑生长激素缺乏症。

（五）治疗

重组人生长激素（recombinant human growth hormone，rhGH）替代治疗。

四、营养不良

营养不良是由于缺乏能量和/或蛋白质所致的一种营养缺乏症。

（一）病因

摄入不足、消化吸收不良及需要量增加或继发于疾病所致。摄入不足主要由喂养不当或不良的饮食习惯如挑食、偏食导致。

（二）临床表现

常有两种典型症状。一种为消瘦型，由于热量严重不足引起，表现为消瘦、皮下脂肪消失、头发干燥易脱落、体弱乏力、矮小。另一种为水肿型，由蛋白质严重缺乏引起，眼睑和身体低垂部位水肿，皮肤干燥、头发脆弱易断，指甲横沟，无食欲，肝大、常有腹泻和水样便。也有混合型，介于两者之间。可伴有其他营养素缺乏的表现。

（三）影像学检查与实验室检查

1. 骨龄　通常伴有骨龄延迟，但不出现骨化中心形态异常（图6-4）。
2. 早期缺乏特异性及敏感性高的诊断指标　血糖和胆固醇水平下降，清蛋白、总蛋白量减少等。

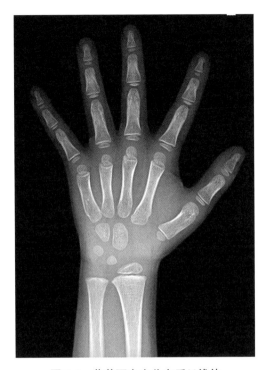

图6-4　营养不良患儿左手X线片

注：患儿，男性，7岁。矮小、消瘦，骨龄延迟。R-BA 4岁9个月，C-BA 4岁6个月。R-BA 为R系骨龄；C-BA 为C系骨龄。

（四）诊断

根据小儿年龄及喂养史，体重下降、皮下脂肪减少等表现诊断相对不难，慢性长期营养不良者身高增长缓慢。

（五）治疗

针对病因及并发症处理。改善喂养及饮食结构。提供足量的热量和蛋白质。

五、佝偻病

佝偻病是指生长着的长骨干骺端软骨板和骨基质矿化不全，表现为生长板变宽和长骨的远端周长增大，腕、踝部增粗及软骨关节处串珠样隆起，软化的骨干

63

受重力及肌肉牵拉而出现畸形。

（一）病因

1. 营养性维生素D缺乏性佝偻病　饮食中维生素D补充不足、日照不足、生长发育快而维生素D需要增加，以及疾病和药物影响。

2. 低磷血症性佝偻病　多为遗传性疾病。肾小管重吸收磷及肠道吸收磷的原发性缺陷，年长儿及成人患者需考虑肿瘤性低磷血症。

3. 维生素D依赖性佝偻病　为常染色体隐性遗传，可分为两型，Ⅰ型为肾 1α-羟化酶缺乏，Ⅱ型为靶器官维生素D受体缺陷。

4. 肾性佝偻病　由于先天或后天原因所致的慢性肾功能障碍、低钙高磷、甲状旁腺功能亢进、骨骼佝偻病样改变。

5. 肝性佝偻病　肝功能不全可使25-羟维生素 D_3［25-（OH）D_3］生成障碍，若伴有胆道梗阻，可影响维生素D及钙的吸收。

（二）临床表现

佝偻病首先表现在前臂远端、膝关节和肋软骨结合部等骨生长快速的部位。典型骨骼表现：囟门闭合延迟，方颅，颅骨软化，肋骨串珠，肋膈沟，手镯及膝内翻（俗称"O形腿"）或膝外翻（"X形腿"）等。佝偻病的骨外表现随矿物质的缺乏种类不同而异，低钙性佝偻病可伴随牙釉质发育不全，肌张力低下而导致运动发育延迟。烦躁、多汗是小婴儿低钙性佝偻病的常见表现，容易发生感染。牙胀肿更常见于低磷血症性佝偻病。

（三）影像学检查与实验室检查

1. 影像学表现　佝偻病改变最明显的部位是生长快速的骨的生长板。因此，对于上肢，尺骨远端是矿化不足的早期征象最明显的部位；对于下肢，膝关节上下的干骺端是最有帮助的检查部位。生长板增宽、骨骺/干骺端交界处钙化带模糊是佝偻病的早期征象。随着疾病进展，生长板结构紊乱变得更加明显，表现为杯口状、喇叭口状、皮质骨刺形成，以及点彩样改变。骨龄延迟，骨化中心可能延迟出现，也可能偏小、骨质减少及边界不清。长骨干骨质减少，骨皮质可能变薄。骨小梁减少且变得粗糙。患儿常有长骨干畸形，重度佝偻病患儿还可出现病理性骨折（图6-5）。

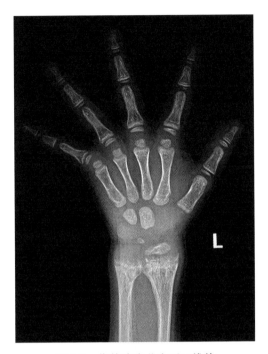

图6-5　佝偻病患儿左手X线片

注：患儿，男性，7岁。身材矮小，走路形态异常，尺桡骨干骺端毛糙、杯口状改变，骨龄延迟，R-BA 4岁，C-BA 3岁3个月。R-BA为R系骨龄；C-BA为C系骨龄。

2. **血清碱性磷酸酶**　在营养性佝偻病中，血清碱性磷酸酶活性通常明显升高，而在X连锁低磷血症的患儿中，该酶的活性升高程度较小。

3. **血钙及磷**　低钙性和低磷性佝偻病中，血清磷浓度往往较低。低钙性佝偻病中血清钙浓度可能降低也可能正常，取决于佝偻病的阶段；低磷性佝偻病中血清钙浓度通常正常。

4. **甲状旁腺激素**　低钙性佝偻病中，甲状旁腺激素（parathyroid hormone，PTH）明显升高。相反，低磷性佝偻病中PTH浓度通常正常或轻度升高。

5. **25-羟维生素D₃**　维生素D缺乏时25-（OH）D₃水平偏低。

（四）鉴别诊断

1. **骨发育不全**　如软骨发育不全、假性软骨发育不全和干骺端软骨发育不全等，是双侧对称性膝内翻的另一病因。然而血清无机磷和PTH浓度一般正常。

2. **低磷酸酶血症**　这是一种罕见的遗传性碱性磷酸酶活性异常。与佝偻病类似，该病以骨脱矿质为特征。与佝偻病不同的是，该病的血清碱性磷酸酶活性非常低，伴血钙升高。儿童型的特征为乳牙过早脱失。

3. **胫骨内翻**　又称为布朗病（Blount disease）。这是一种病理性膝内翻畸形，病因是胫骨近端生长板内侧的软骨正常生长受到破坏。其影像学表现独特且血清生化指标正常，据此可与佝偻病鉴别。

（五）治疗

尽可能逆转基础病因，并需纠正低磷血症、低钙血症和维生素D缺乏。对于维生素D缺乏者，补充维生素D及足量摄入钙元素；而遗传性低磷血症性佝偻病可通过补充磷及骨化三醇来治疗。

第三节　出现骨龄提前的常见疾病

一、中枢性性早熟

性发育开始的正常年龄在不同种族间可有较大差异。目前，我国仍将女孩8岁之前，男孩9岁之前出现第二性征发育定义为性早熟。中枢性性早熟（central precarious puberty，CPP）也称为真性性早熟或促性腺激素依赖性性早熟，是由于下丘脑-垂体-性腺轴过早启动所致。

（一）病因

1. **特发性性早熟**　又称体质性性早熟，是由于促性腺素释放激素过早增加分泌所致。女性多见，占女孩CPP的80%以上。

2. 继发性性早熟 多见于中枢神经系统异常。①肿瘤或占位性病变：下丘脑错构瘤、囊肿、鞍上畸胎瘤、室管膜瘤及部分松果体瘤、肉芽肿等。②中枢神经系统感染。③获得性损伤：外伤、术后、放疗或化疗。④先天发育异常：脑积液、视中隔发育不全等。

3. 其他疾病 少数未经治疗的原发性甲状腺功能减退、先天性肾上腺皮质增生症患者可出现外周性性早熟导致的继发性中枢性性早熟。

（二）临床表现

第二性征提前出现，发育顺序正常，两性均有身高和体重过快增长和骨骼成熟加速。早期患儿身高超过同龄儿童，但由于骨骼的过快增长可使骨骺融合过早，成年身材反而较矮小。因肿瘤引起者可有头痛、呕吐、视力障碍等颅压增高症状。

（三）影像学检查与实验室检查

1. 骨龄 骨龄提前，超过实际年龄 1 ~ 2 年，不伴有骨化中心形态异常。继发性中枢性性早熟患儿头颅磁共振检查，可见垂体腺增生、占位及其他病变征象（图6-6）。

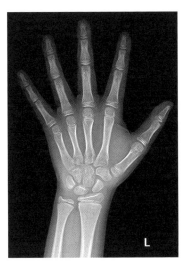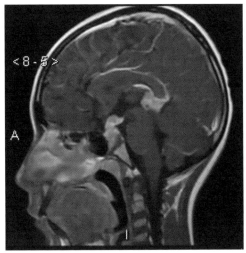

图6-6 中枢性性早熟患儿左手X线片（左）及头颅MRI（右）

注：患儿，男性，8岁。中枢性性早熟，骨龄提前，R-BA 11岁；头颅磁共振显示，垂体柄生殖细胞瘤。R-BA 为 R 系骨龄。

2. B超检查 盆腔B超检查女孩卵巢、子宫的发育情况。若盆腔B超显示卵巢内可见4个以上直径≥4mm的卵泡，则提示青春期发育。

3. 性激素测定及GnRH刺激试验 中枢性性早熟患儿性激素及FSH、LH水平升高，部分患儿FSH、LH基础值也可能正常，此时需借助GnRH刺激试验进行诊断。

4. 其他 对怀疑颅内肿瘤所致者，应进行头颅MRI检查。进行甲状腺及肾上腺功能评价，除外外周性性早熟继发的中枢性性早熟。

（四）诊断

首先根据第二性征出现的时间及体征确认性早熟的诊断，根据检查结果判断是否中枢性性早熟，进一步寻找可能导致中枢性性早熟的病因。

（五）治疗

对于快速进展的中枢性性早熟，可能导致终身高受损或月经初潮过早者，可采用促性腺激素释放激素类似物（gonadotropin-releasing hormone analogues，GnRHa）每月1次的长期治疗。肿瘤等器质性疾病导致的中枢性性早熟尚需对因治疗。

二、纤维性骨营养不良综合征

纤维性骨营养不良综合征，又称为McCune-Albright综合征，以"皮肤咖啡斑、性早熟、多发性纤维性骨营养不良"三联征为特点，且可伴有垂体、甲状腺和肾上腺等内分泌异常，还可出现卵巢单侧囊肿。内分泌腺体以外的表现有高尿磷，可引起佝偻病和骨质疏松症。

（一）病因

编码G蛋白α-亚单位的基因错义突变，刺激环腺苷酸（cyclic adenosine monophosphate，cAMP）产生，可激活许多内分泌激素的受体，如ACTH、TSH、FSH、LH等受体。

（二）临床表现及诊断

多见于女孩，可在5岁前（0.3～8岁）出现乳腺发育，部分患儿不规则或间歇阴道流血，且与乳腺发育程度不相称，生长速率相对正常；血雌激素水平增高而促性腺激素水平低下；GnRH刺激试验呈外周性性早熟。雌二醇水平可从正常至高达＞900pg/ml，卵巢内可见相应的滤泡。

（三）影像学检查与实验室检查

多发性骨纤维异常增殖及骨纤维发育不良，以四肢长骨、骨盆及颅骨多见，骨皮质变薄，骨髓腔扩大，内可见单个或多个囊状透亮区，或呈广泛磨玻璃密度改变，骨干弯曲、变形及膨大，可合并病理性骨折，同时合并骨龄提前（图6-7）。

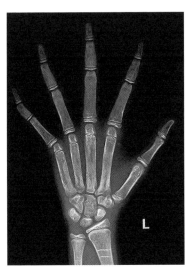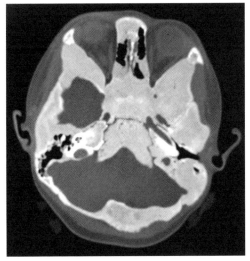

图6-7　纤维性骨营养不良综合征患儿左手X线片（左）及头颅CT（右）

注：患儿，女性，7岁。阴道流血3次，步态异常，骨龄发育提前，R-BA 11岁，左腕部及颅骨髓腔变窄，呈磨玻璃密度改变。

（四）治疗

对女性患儿长期雌二醇增高者可用芳香化酶抑制剂或他莫昔芬治疗。当转变成中枢性性早熟时亦可用GnRHa进行治疗。

三、先天性肾上腺皮质增生症

（一）病因

先天性肾上腺皮质增生症（congenital adrenal hyperplasia，CAH）是常染色体隐性遗传病，由于皮质醇合成过程中所需酶的先天缺乏所致。皮质醇水平降低，负反馈作用刺激垂体ACTH分泌增多，导致肾上腺皮质增生并分泌过多的皮质醇前体物质（如11-去氧皮质醇和肾上腺雄酮等），而发生一系列临床症状。21-羟化酶缺乏症为最常见的一种类型，占CAH患者的90%～95%。不同类型的酶缺乏症临床表现各不相同，下文主要介绍21-羟化酶缺乏症。

（二）临床表现

根据酶活性丧失的程度而表现不同。单纯男性化是由于存在少许21-羟化酶活性，患儿出现雄激素增多表现而无失盐表现，胎儿在早期暴露于肾上腺雄酮过多的环境中，女性患儿外阴可表现为不同程度的两性畸形甚至完全男性化，而内生殖器子宫和卵巢不受影响。男性患儿出生时内外生殖器的形成不受高水平雄激素血症的影响，外生殖器可能无异常或稍大，阴囊色素沉着。失盐型由于21-羟化酶活性完全缺乏，除男性化表现外，可见呕吐、腹泻、喂养困难、体重不增、脱水、酸中毒及难以纠正的低血钠、高血钾等表现，多在生后1～2周发病，新生儿出生后即可表现为肾上腺危象，出现血容量降低、血压下降和休克。非经典型者起病晚，可有各种不同的临床表现，大多出生时无临床症状，外生殖器正常，随年龄增长女性患者可有阴毛早现，月经初潮延迟，月经量过少或闭经。部分患者可发生严重痤疮，不明原因的骨骺成熟增速、生长增快的表现，终身高矮于遗传身高。男性可无症状，或出现青春期发育提前。

（三）影像学检查与实验室检查

1. 骨龄　由于肾上腺网状带产生的性激素水平升高，导致骨龄提前。不伴有骨骺发育异常，腕骨与掌指骨发育一致（图6-8）。

2. 肾上腺增强CT　可见肾上腺增生（图6-8）。

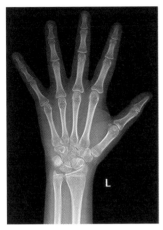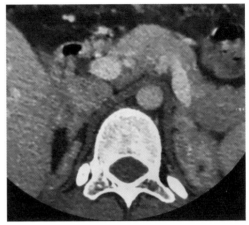

图6-8　先天性肾上腺皮质增生症患儿左手X线（左）及肾上腺增强CT（右）

注：患儿，女性，11岁。骨龄提前，R-BA 15岁，肾上腺皮质增生，肾上腺增粗。R-BA为R系骨龄。

3. 血皮质醇、ACTH皮质醇　不同程度降低，非典型者可正常，ACTH升高。

4. 血17-羟孕酮（17-hydroxyprogesterone，17-OHP）　明显增高是可靠的诊断依据。

5. 雄激素　血脱氢表雄酮（dehydroepiandrosterone，DHEA）、雄烯二酮及睾酮（testosterone，T）明显增高。

6. 快速ACTH刺激实验　对非典型患者，需做该实验协助诊断，刺激后大部分患儿17-OHP值比正常增高，超过35nmol/L。

7. 血浆肾素、血管紧张素及醛固酮　可有不同程度的增高。

8. 血电解质　低血钠、高血钾、代谢性酸中毒。

9. 染色体核型及基因　染色体核型可鉴别真正遗传性别。21-羟化酶基因（*CYP*21）定位于第6号染色体短臂6p21。

（四）治疗

1. 皮质醇替代治疗　以氢化可的松为最佳。

2. 补盐及盐皮质激素　对典型失盐型CAH，氯化钠1～2g/d。9α-氟氢化可的松，0.05～0.2mg/d，1～2次口服。

3. 肾上腺危象的治疗　失盐型伴有电解质紊乱时，需及时静脉输液，扩充血容量和升高血压。静脉输入5%葡萄糖盐水及琥珀酸氢化可的松。

4. 应激状态的治疗　因感染、发热、腹泻伴有脱水、严重外伤、全麻手术及其他导致肾上腺危象的疾病等，需立即增加皮质醇剂量。

四、幼年型特发性关节炎

幼年型特发性关节炎（juvenile idiopathic arthritis，JIA）是指儿童期发生的、以慢性关节滑膜炎为主要特征的自身免疫性疾病，发病率（0.8～22.6）/100 000。国际风湿病学学会联盟（International League of Associations for Rheumatology ILAR）儿科专家于2001年将16岁以下儿童、持续6周以上的不明原因关节肿胀，除外其他疾病后命名为JIA。JIA分为七型：全身性幼年型特发性关节炎（systemic JIA）、少关节型幼年型特发性关节炎（oligoarticular JIA）、（类风湿因子阴性）多关节型幼年型特发性关节炎（polyarticular JIA）、（类风湿因子阳性）多关节型幼年型特发性关节炎（polyarticular JIA）、银屑病性幼年型特发性关节炎（psoriatic JIA）、与附着点炎症相关的幼年型特发性关节炎（enthesitis related JIA，ERA）、未分类的幼年型特发性关节炎（undefined JIA）。临床根据不同类型指导治疗。

（一）病因

属于自身免疫性疾病，与多因素诱发的炎症反应相关，目前研究显示，JIA的发病与环境、感染、基因及免疫应答等多种因素有关。

（二）临床表现

关节炎起病隐匿或突然，常见症状为早晨或长时间不活动后关节僵硬，持续的关节痛，但由于幼儿不能恰当地表述疼痛感，可只表现为晨起走路跛行、关节活动异常。

全身性JIA：特征性的表现是弛张热，常伴有粉红色皮疹，皮疹出现在高热时。常伴多关节炎，可以在起病时或在以后出现。这种类型见于任何年龄的儿童。

多关节型JIA：在疾病的开始6个月，受累关节为5个或5个以上，无全身性JIA的表现。根据血液中是否存在类风湿因子（rheumatoid factor，RF），分为RF阴性和RF阳性两型。

少关节型JIA：在疾病的开始6个月，受累关节少于5个，无全身性JIA的表现。常累及大关节（如膝关节和踝关节），非对称性。有时仅为一个关节受累。一些患者关节受累的数目在患病6个月后增加到5个或5个以上，这种类型称为扩展性少关节炎。少关节型发病年龄常小于6岁，女孩多见。

（三）影像学检查与实验室检查

1. 骨龄　通常患侧会出现骨龄提前（图6-9）。

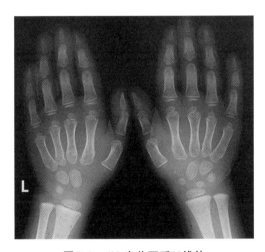

图6-9　JIA患儿双手X线片

注：患儿，女性，3岁。双腕部骨龄不一致，左腕BA 3岁，右腕BA 4～5岁，JIA病史，患侧右腕部骨龄提前。

2. JIA的实验室检查缺乏特异度，不具备确诊价值，但可辅助排除其他疾病　部分患儿可出现红细胞沉降率（血沉）加快、C-反应蛋白水平升高，类风湿因子（RF）滴度升高，白细胞介素1（interleukin 1，IL-1）和IL-6水平增高，抗核抗体（antinuclear antibody，ANA）滴度降低等。

（四）诊断

JIA是一种排除性诊断。对于出现关节炎症状的儿童，通过实验室、影像学等辅助检查排除感染、肿瘤、风湿热、结核等其他疾病后，不明原因关节肿胀，持续6周以上的关节炎，可以诊断JIA，具体类型结合临床表现，依照2001年ILAR标准进行分类。

（五）治疗

治疗的主要目的是减轻疼痛，缓解关节肿胀，增强关节活动性和强度，预防关节破坏和其他并发症的发生。治疗内容包括药物和适当运动。常用药物如下。

1. 非甾体抗炎药（nonsteroidal anti—inflammatory drugs，NSAIDs） 布洛芬、吲哚美辛等是常用的NSAIDs。这类药物特别适用于12岁以下的儿童，主要作用是缓解JIA患者关节活动度较低的问题，主要特点是低剂量具有镇痛作用，大剂量具有抗炎作用，且不良反应较少。

2. 缓解病情的抗风湿药（disease modifying anti—rheumatic drugs，DMARDs） 羟氯喹、柳氮磺吡啶等是常用的DMARDs。这类药物起效慢，因此又称慢作用抗风湿药，其主要作用是控制骨侵蚀或关节破坏，不良反应较多。

3. 生物制剂 是治疗风湿免疫性疾病的靶向药，现广泛应用于风湿免疫性疾病，效果良好，特别是在降低关节损伤及免疫调节方面。但由于其阻断重要的免疫通路，可能存在安全性风险。

五、肥胖

肥胖症指体内脂肪堆积过多和/或分布异常导致体重增加。

（一）病因

原发性肥胖症是包括遗传和环境因素在内的多种因素相互作用的结果，能量摄入过多而活动量过少是主要原因。继发性肥胖症多与皮质醇增多症、多囊卵巢综合征、胰岛素瘤、甲状腺功能减退、下丘脑性肥胖等导致体重增加的疾病有关。

（二）临床表现

一般轻中度单纯性肥胖无自觉症状，重度肥胖者多有不耐热、活动能力减低、活动时气促、睡眠时打鼾等症状，有的可合并有高血压、糖尿病等。体格检查可见皮下脂肪丰满，腹部膨隆。

（三）影像学检查与实验室检查

肥胖患儿大多骨龄提前，不伴有骨骺发育异常，腕骨与掌指骨发育一致（图6-10）。

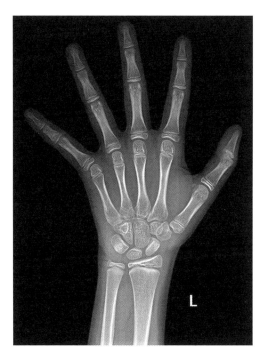

图6-10　肥胖患儿左手X线片

注：患儿，女性，8岁。身高136cm，体重39kg，体重大于均值＋2SD，骨龄提前，R-BA 11岁。R-BA为R系骨龄。

（四）诊断

主要从肥胖的病因诊断及并发症两个方面进行。确认甲状腺、肾上腺等功能是否正常，有无合并糖尿病、高血脂、脂肪肝等。单纯性肥胖者通常骨龄提前，其原因并不明确，可能与脂肪细胞分泌雌激素有关。

诊断标准1：体重指数（body mass index，BMI）大于同年龄同性别组第95百分位以上为肥胖。

诊断标准2：同年龄同性别同身高组的体重，大于第97百分位为肥胖。确定肥胖后需进行肥胖的病因诊断。

（五）治疗

两个主要环节是减少热量摄取及增加热量消耗。强调以行为、饮食、运动为主的综合治疗，必要时辅以药物或手术治疗。继发性肥胖症应针对病因进行治疗。

六、其他

很多因素可导致骨龄提前，如①ACAN基因突变。ACAN基因位于常染色体15q26.1区，其编码的聚集蛋白聚糖（aggrecan）参与生长板发育和维持关节软骨及椎间盘功能。aggrecan是生长板和关节软骨细胞外基质中的重要组成成分之一，其结合透明质酸形成aggrecan聚合体，参与生长板的软骨内骨化过程来调控身高变化。ACAN基因变异所致的临床表型多样，身材矮小最为常见，还包括中面部发育不全、短指/趾、关节功能障碍、骨龄提前等。部分携带ACAN基因变异的患者表现为综合征型矮小、剥脱性骨软骨炎、蛋白聚糖型脊柱骨骺干骺端发育不良及Kimberley型脊柱骨骺发育不良等。②甲状腺功能亢进症。在过多甲状腺激素的作用下，儿童生长加快，骨龄提前。③卵巢囊肿、睾丸及肾上腺肿瘤等其他原因造成的外周性性早熟，由于高水平的性激素长时间作用导致骨骺发育提前。

参 考 文 献

[1] 胡亚美，江载芳，申昆玲，等. 诸福棠实用儿科学［M］. 8版. 北京：人民卫生出版社，

2015.

［2］傅君芬．鲁道夫儿科学［M］．22版．北京：人民卫生出版社，2019．

［3］HOU JW．McCune-Albright Syndrome：Diagnosis and clinical course in eleven patients［J］．Pediatr Neonatol，2018，59（4）：418-420．

［4］赵莉莉，朱一琳，袁珂，等．重组人生长激素改善ACAN基因变异致家族性矮小的疗效观察及文献复习［J］．临床儿科杂志，2021，39（1）：59-64．

第七章

人工智能与骨龄评价

第一节　人工智能简介

一、人工智能概述

（一）人工智能的定义

人工智能（artificial intelligence，AI）的定义主要有以下几种。①人工智能是机器或软件所展现的智能。在学术研究领域，人工智能研究的是如何创建计算机和计算机软件，使之具有智能行为。②人工智能是研究、开发用于模拟、延伸和扩展人的智能理论、方法、技术及应用系统的一门新的技术科学，它是计算机科学的一个分支。③《人工智能，一种现代的方法》中提出：人工智能是类人思考、类人行为，理性的思考、理性的行动。人工智能的基础是哲学、数学、经济学、神经科学、心理学、计算机工程、控制论、语言学。人工智能的发展，经过了孕育、诞生、早期的热情、现实的困难等数个阶段。

人工智能科学的主旨是研究和开发出智能实体，在这一点上它属于工程学。工程的一些基础学科自不用说，数学、逻辑学、归纳学、统计学、系统学、控制学、工程学、计算机科学，还包括对哲学、心理学、生物学、神经科学、认知科学、仿生学、经济学、语言学等其他学科的研究，可以说是一门集数门学科精华的尖端学科中的尖端学科，是一门综合学科。

（二）人工智能的历史

1. 1950—1956年，人工智能的诞生

（1）1950年，Alan Mathison Turing提出了图灵测试，将其作为机器智能的度量。

（2）1956年，在美国达特茅斯学院的会议上，人工智能研究领域正式诞生。

2. 1957—1965年，黄金之年

（1）1958年，Herbert Simon和Allen Newell演示了第一个AI程序，名称为逻辑理论家（logic theorist，LT）。

（2）1958年，John Maccarth发明了著名的Lisp编程语言。

（3）20世纪60年代，Masterman与剑桥大学的同事们设计了语义网络，用于机器翻译。

（4）1963年，Leonard Moohvuk和Charles Vossler发表了关于模式识别的论文，描述了第一个机器学习程序。

（5）1965年，E.Feigenbaum开创了Dendral，一个推断有机化合物分子结构的软件，是第一套专家系统。

3. 1966—1979年，人工智能的第一个冬天

（1）1966年，机器翻译失败了。

（2）1970年，连接主义遭到遗弃。

（3）1971—1975年，美国国防高级研究计划局（DARPA）对卡内基梅隆大学的语音理解研究项目感到沮丧。

（4）1973年，受Light hill的《人工智能：综合调查》报告的影响，英国大幅度缩减AI的研究。

（5）1973—1974年，美国DARPA削减了一般性AI学术研究经费。

4. 1980—1986年，人工智能繁荣期

（1）1980年，美国人工智能促进学会（AAAI）在斯坦福大学召开了第一届全国大会。

（2）1982年，日本启动了第五代计算机系统（FGCS）项目，用于知识处理。

（3）20世纪80年代中期，机器学习出现了，当时发明了决策树模型并且以软

件形式推出。该模型具有可视化、易说明的特点。

（4）20世纪80年代中期，发明了多层人工神经网络（artificial neural network，ANN）。ANN具有足够多的隐藏层，一个ANN可以表达任意的功能，因此突破了感知的局限性。

5. 1987—1993，人工智能的第二个冬天

（1）1987年，Lisp机的市场崩溃。

（2）1988年，美国政府的战略计算促进会取消了新的AI经费。

（3）1993年，专家系统缓慢滑向低谷。

（4）20世纪90年代，日本第五代计算机项目未能达到其初始目标，悄然退场。

6. 1994年—现在，突破

（1）1997年，"深蓝"战胜了卫冕国际象棋冠军Carv Kimovich Kasparov，成为第一台计算机国际象棋系统。

（2）2005年，斯坦福的自主机器人车辆Stanley赢得了DARPA无人驾驶汽车挑战赛。

（3）2006年，Geoffrey Hinton和Ruslan Salakhutdinov在《科学》杂志上发表了有关"深度学习"的论文之后，该术语成了热门。

（4）IBM专门开发的在智力竞赛 *Jeopardy!* 回答问题的计算机沃森。2011年，沃森在 *Jeopardy!* 上战胜了上届冠军Brad Rutter和Ken Jennings，获得了100万美元大奖。

（5）2011年，谷歌启动了深度学习项目——谷歌大脑，作为Google X项目之一。①谷歌大脑是由16 000台计算机连成的一个集群，致力模仿人类大脑活动的某些方面。②通过1000万张数字图片的学习，谷歌大脑已成功地学会识别一只猫。

（6）2012年，苹果公司引进了Siri，从iPhone 4S上运行的iOS5系统开始，Siri已成为iOS的一个组成部分。①Siri是一种智能个人助理和知识导航软件。②使用自然语言用户接口来回答问题、提出建议和执行动作。

（7）2012年，Rick Rashid，微软首席研究官，演示了一款实时的英语-中文通用翻译系统。该软件不仅翻译非常准确，而且能够保持使用者的口音和语调。

（8）2014年4月，微软演示了"Cortana"，一款运行在 Windows Phone 上的智能个人助理。

（9）2014年6月，微软中国推出了聊天机器人小冰，微信用户可与它交谈。

（10）2015年9月8日，百度在"2015百度世界大会"上推出了一款机器人助理——度秘，可以为用户提供秘书化搜索服务。

（11）2014年6月，聊天机器人 Eugene Goostman，在纪念图灵逝世60周年的一个比赛上，被该活动33%的评委判定为人类，因此组织者认为它已经通过了图灵测试。Eugene Goostman 是由三个程序员小组于2001年在圣彼得堡开发的。

（12）2014年8月，IBM 发表了类人脑工作的 TrueNorth 芯片，是一款神经形态的 CMOS 芯片，由4096个硬件核组成，每个仿真256个可编程的硅神经元，总计刚好超过百万个神经元。

（13）2015年2月，谷歌 DeepMind 公司在 *Nature* 杂志上发表了 Deep Q-Network，通过深度强化学习达到人类水平的操控。

（14）2015年12月，谷歌 DeepMind 公司的程序 AlphaGo 打败了欧洲围棋冠军樊麾，成绩5战5胜。

这是深度学习软件第一次击败了人类职业棋手。

（15）2016年3月8日至15日，AlphaGo 在韩国首尔对垒韩国九段职业棋手李世乭。AlphaGo 以5战4胜赢得了比赛。

（16）2016年4月9日，《我是歌手》第四季总决赛落下帷幕，李玟夺得总冠军。据报道，在决赛结果宣布之前阿里云小 Ai 就预测到了李玟夺冠。小 Ai 是阿里云研发的人工智能程序，主要基于神经网络、社会计算、情绪感知等原理工作，善于洞察本质和实时预测，并能理解人类情感，可以通过强大的计算和机器学习能力不断自我进化。

（17）2016年1月19日，位于美国华盛顿特区的信息技术与创新基金会（ITIF），公布了年度卢德奖。①ITIF 将卢德奖颁发给"一个科学家和名人组成的松散联盟，他们在2015年警告人工智能（AI）将会导致人类的末日，激起恐惧和歇斯底里"。②获奖者包括 Elon Musk 和 Stephen William Hawking。

（三）人工智能的理论基础

人工智能的理论基础包括哲学、数学、经济学、神经科学、心理学、计算机工程、控制理论和控制论、语言学等。

（四）人工智能的应用领域

如今，人工智能在众多领域中有着十分广泛的应用。例如，计算机视觉，图像处理，VR、AR及MR，模式识别，智能诊断，博弈论和策略规划，AI游戏和游戏机器人，机器翻译，自然语言处理和聊天机器人，非线性控制和机器人技术，智能生活，自动推理，自动化，生物计算，概念计算，数据挖掘，知识表示，语义Web，垃圾邮件过滤，诉讼，机器人学习，混合人工智能，智能代理，智能控制等。

人工智能的主要应用领域有以下四个。

1. 机器人领域　人工智能机器人，如PET聊天机器人，它能理解人的语言，用人类语言进行对话，并能够用特定传感器采集分析出现的情况、调整自己的动作来达到特定的目的。

2. 语音识别领域　该领域其实与机器人领域有交叉，设计的应用是把语言和声音转换成可进行处理的信息，如语音开锁（特定语音识别）、语音邮件及未来的计算机输入等方面。

3. 图像识别领域　利用计算机进行图像处理、分析和理解，以识别各种不同模式的目标和对象的技术，如人脸识别、汽车牌号识别等。

4. 专家系统　具有专门知识和经验的计算机智能程序系统，后台采用的数据库，相当于人脑具有丰富的知识储备，采用数据库中的知识数据和知识推理技术来模拟专家解决复杂问题。

二、人工智能的技术分支简介

人工智能在许多领域中都有着十分广泛的应用，在这些领域中又有着很多个技术分支。这里简要介绍其中的几大技术分支：模式识别、机器学习、数据挖掘、智能算法。

（一）模式识别

模式识别是指对表征事物或者现象的各种形式（数值的大小、逻辑的关系等）信息进行处理分析，以及对事物或现象进行描述、分析、分类、解释的过程，如汽车车牌号的辨识，涉及图像处理分析等技术。

（二）机器学习

机器学习研究计算机怎样模拟或实现人类的学习行为，以获取新的知识或技能，重新组织已有的知识结构使之不断完善自身的性能，或者达到操作者的特定要求。

（三）数据挖掘

数据挖掘指知识库的知识发现，通过算法搜索挖掘出有用的信息，应用于市场分析、科学探索、疾病预测等。

（四）智能算法

智能算法指解决某类问题的一些特定模式算法，如我们最熟悉的最短路径问题，以及工程预算问题等。

三、机器学习算法

机器学习一般包括监督学习、无监督学习、强化学习。有时还包括半监督学习、主动学习。具体来说，又可分为回归、聚类、神经网络等十大类方法，其中大众较为熟知的卷积神经网络（convolutional neural network，CNN）就是属于神经网络中的深度神经网络中的一种。

第二节　人工智能在骨龄评价中的应用

一、骨龄评价简介

骨龄评价（bone age assessment，BAA）通常表示为骨骼年龄评估，是一种评估儿童骨骼成熟阶段的临床方法。BAA是一种用于儿科放射学领域的治疗研究和诊断内分泌学问题的方法，如遗传性疾病和儿童成长。由于非利手手骨骨化阶段的判别性质，BAA通常通过放射学检查左手进行，然后将其与生物年龄进行比较。

磁共振成像（magnetic resonance imaging，MRI）、电子计算机体层扫描（computed tomography，CT）和X线摄片是最常用于分析骨骼成熟度和骨龄的方法。由于这些图像模态的简单性、辐射量小，以及多个骨化中心的可用性，人们已广泛使用它们进行骨龄评价。BAA最常用的两种临床方法是G-P图谱法和Tanner-Whitehouse（TW）系列。由于G-P图谱法的快速性和简单性，76%的放射科医生都在使用它。但是，这种方法受到观察者之间和内部变异的严重影响。基于TW法的方法，如TW2和TW3，已被用于分析特定的骨骼，而不是像G-P图谱法那样分析全身骨骼。

二、骨龄评价的自动化方法的发展

使用骨化中心的放射线成像技术将骨龄定义为骨骼成熟度的指标。关于BAA的大量科研论文表明，在临床环境中可接受的骨龄评价方法的准确性缺乏共识。对于医疗领域和法医领域的BAA应用，获得最准确的结果十分重要。自动化的骨龄评价系统可以合理地消除人类观察者带来的误差，降低评价的主观性，这是目前骨龄评价准确性低的主要原因。大多数用于骨龄评价的自动化系统都是从左手腕的X线图像中得到骨骼的成熟状态。这不是一件容易的事，因为手腕包括一组不同的骨头，这些骨头会随着时间的推移改变形状，并且有些骨头会随着成熟而重叠。如前所述，即使对于专家来说，骨龄评价也是一个复杂的过程。由于基于骨骼成熟度和单独阶段的评分，大多数基于计算机的方法都使用TW法。研究人员证实了自动化方法对骨龄评价的重要性。这些方法使用了一些智能技术，如手的分割，而有些仅在研究环境中使用。据估计，BAA中的自动化方法可以通过减少放射科医生花费在骨龄评价上的时间来降低骨龄评价的成本。图7-1为自动化骨龄评价系统的一般模型。

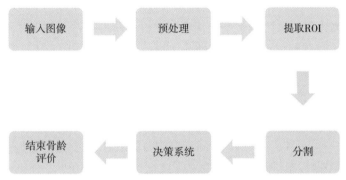

图7-1 自动骨龄评价系统的一般模型

注：ROI为感兴趣区。

（一）HANDX系统

Micheal和Nelson在1989年引入了首个BAA半自动化系统。该系统被称为HANDX，能够使用图像处理技术自动分割手腕X线图像中的骨骼。该系统减少了观察者带来的不稳定性，其输出可用于检测儿童骨骼生长的异常。该计算机视觉系统分为三个阶段：预处理，分割和测量。在第一阶段中，将射线图像归一化以反馈给第二阶段。第二阶段可以找到手部的特定骨骼，也可以隔离骨骼边缘。最后一个阶段中可以完成参数定量。当融合手部图像时，这种半自动化系统没有合理的准确性，并且从未进行过大规模评估。

（二）基于PROI的系统

1991年，Pietka及其研究小组开发了一种基于PROI的分析方法。PROI指的是包括指骨和骨骺的区域。为了评价骨龄，在第一阶段，系统扫描一条水平线，并在检测到拇指带第一手指之间的软组织之前找到PROI的下边界。在下一阶段，将扫描第三根手指边缘包含水平线的上边界。当检测到PROI的上下左右边界时，开始分割阶段。使用梯度图像对骨骼进行分割，并将基于经验分析的输出阈值确定骨骼边界。该区域末端的像素值密度高于中心部分。在这种方法中，测量了第三远节、中节和近节趾骨之间的边界。这项测量使用的是Garn组制订的标准表，其中涉及指骨长度转换为骨龄。该系统已通过对50例患者的计算机X线摄像（computed radiography，CR）片进行了评估，并将结果与观察者（放射科医生）的评价结果进行了比较。评估得到的平均误差为0.02 mm，测量误差为0.08 mm。

（三）CASAS系统

1994年，Tanner和Gibbons提出了一种基于计算机的骨龄评分系统（CASAS），该方法基于TW2法，其中使用了桡骨、尺骨和短骨（RUS）。该半自动化系统使用灯箱和单色摄像机将X线图像数字化。该计算机通过基于快速傅立叶变换来匹配和找到最佳平均值来评估骨龄。结果使来自未知骨骼的傅立叶变换的系数与可用骨骼模板的傅立叶变换的系数之间的均方根误差最小。通过使用来自骨骼阶段的10张图像对傅立叶变换系数求平均值来生成图案。该系统通过使用高斯函数改善了五根均方。这些图像仅用于为TW制订标准的骨骼成熟度，而不用于制订实际的骨骼评分方式。但是，在系统中，模板起着至关重要的作用，因此选择用于制作模板的原材料非常重要。已经使用处于正常和稳定病理位置儿童的X线图像对CASAS系统进行了测试和评估。对CASAS系统和手动TW法的比较研究显示，CASAS系统比手动TW法更准确。Frisch等指出，关于CASAS系统的普遍结论是，它为正常情况下的儿童提供了一种适合的BAA方法。该系统基于非常简单的图像处理过程，并且具有可重复性。该方法最重要的缺点是不适用于评估由于骨骼变形引起的病理问题。由于大量的人工干预，该方法还降低了评估的客观性。

（四）基于活动形状模型的无名指中节指骨骨龄评价

Niemeijer开发了基于TW2法的自动化系统，该系统使用活动形状模型对无名指的中节指骨进行了分类。该模型使用均值对象，变化模式的描述，以及协方差矩阵进行统计测量。在这种方法中，放射科医生指定了无名指，并使用活动形状模型用计算机分割骨骼。匹配功能通过未知骨骼的ROI（region of interest，感兴趣区）的像素比例与样本图像中像素比例之间的最高关系来执行。与观察者相比，此系统的准确性为73%～80%。该系统有两个缺点：第一，该系统仅适用于TW法中的E到I阶段；第二，该系统仅涵盖9～17岁的骨龄评价。

（五）基于线性距离测量的神经网络系统

在1995年，Gross开发了另一个系统，使用一个用户来测量手腕X射线图像的特征，并使用一个基于神经网络的决策系统来评价骨龄。该系统从10个测量值开始，使用线性回归分析，给出了更好的相关系数，并选择了7个测量值。该方法的缺点是系统未使用G-P图谱法或TW法中应用的形态特征。因此，对于BAA而言，使用神经网络方法和使用手动G-P图谱法之间没有太大区别。

（六）基于指骨长度的系统

第一版全自动系统于20世纪90年代发布，其基于影像存储与传输系统（picture archiving and communication system，PACS），该系统以受控方式使用射线照相的数字图集。该系统基于Garn编写的指骨长度表中获取的指骨长度测量结果进行粗略估计，然后基于此粗略估计来提取手腕的特定区域。例如，如果受试者的年龄小于8岁，则选择腕骨区域进行分析。用于评估和检索骨骼特征的系统的图像处理技术和算法非常简单，但很耗时。该系统使用带有查询语言引擎的数字图集的基于Web的图像分发。但是，此方法是使用应用模糊分类法来覆盖嘈杂数据和主观决策的一种实用且合理的BAA自动化方法。由于使用年龄关系而不是测量骨骼成熟度，因此，模糊系统依赖于参考人群，这是一个很大的限制。因此，系统发布的大多数测试结果都基于提取或分割区域的准确性；通过系统估算的年龄和按时间顺序的年龄之间的比较显示了大约1年的差异。该方法尝试通过使用吉布斯采样和轮廓模型分割来改善指骨骨尖的分割，以改善腕骨分析和桡骨骨骺分析结果。

（七）第三指骨骺

Sato等提出了一种自动化系统，该系统基于对第三指的骨骼分析来评估日本儿童的骨骼年龄。该系统称为计算机辅助骨骼成熟度评估系统（CASMAS）。该方法以第三近节、中节、远节指骨骨骺的宽度为基础，以干骺端骨骺宽度为基础，对骨骺进行测量，并在骨骺发育完成后对桡骨骨骺进行评估。该系统的演变为2～15岁的年龄组提供了合理的结果，但是对于非常年幼的儿童和15岁以上的青少年，结果并不那么准确。这是因为幼儿的骨骼发育不良，而年龄较大的儿童骨骼发育重叠。这个问题在一定程度上限制了这个系统的应用。

（八）指骨、骨骺和腕骨

中国台湾清华大学以第三指为基础，介绍了基于计算机的BAA系统。但是，该系统涉及从同一张射线图像上两只手的X线图像中提取左手的过程。该方法利用阈值化方法和启发式搜索在预处理阶段旋转射线图像。在感兴趣的指骨区域（PROI）上工作并对指骨进行分割，其中使用Gabor滤波器进行平滑处理、Canny边缘检测器和局部方差方法来寻找边缘和细化分割。PROI分割包括完整的灰度信息，其显示了一种评估中低错误率的成功BAA方法。

从PROI分割中可得出两组信息。第一组包含远节和近节指骨的长度、宽度和面积等几何指标。尽管在一些X线图像中远节指骨的长度对比度很低，但它已被用作长度和面积标准。第二组包括远节指骨骨骺形状的信息。这些特征被反馈入神经网络进行分析。该方法使用三个神经网络进行一劳永逸的统计训练和测试，包括（a）反向传播、（b）径向基函数、（c）支持向量机。尽管支持向量机在这三个网络中具有最佳性能，但其准确性为85%。为了降低错误率，该系统使用模糊隶属度函数来应用8岁以下受试者的腕骨信息。腕骨骨龄被认为是神经网络输出值的掩膜，最终结果结合了腕骨骨龄结果，加上估计值以上的2个输出和估计值以下的2个输出。如果被评价者超过7岁，则应用2个最大的神经网络估计值。该研究小组在2008年通过使用测得的骨龄和远中节指骨比率筛查特纳综合征来改进他们的方法。

（九）Mahmoodi模型

上述研究人员使用了计算特征。Mahmoodi提出了一种基于活动形状模型和基于知识的技术来进行指骨分析的自动化系统。该系统采用分层搜索来定位骨骼，然后通过骨骼轮廓执行活动形状模型。该系统提取了三个形状特征，它们与实际年龄具有0.72和0.89的相关系数。这些形状特征包括带有骨骺与干骺端宽度之比的指骨近端力矩。该方法确定了骨骺干骺区域与生物年龄之间的合理关系。他们通过使用决策理论中的贝叶斯风险原理，降低了骨龄评价的风险。该系统已通过留一法技术进行了验证。在此技术中，一张X线图像被移除，然后使用剩余的图像即当前样本训练系统，然后将此前移除的图像作为新参数进行评估。研究人员介绍了该系统的准确性，男性患者为82%，女性患者为84%。他们声称可以通过改进训练集来提高系统的准确性。

（十）使用RUS和腕骨特征的神经网络分类器

Liu等使用基于RUS（桡骨、尺骨和短骨）和腕骨的两个几何特征的人工神经网络开发了BAA自动化系统。该系统使用了庞大的样本数据库和适用于骨骼分割的粒子群算法。此方法使用两个分类器来估计骨龄：第一个是RUS骨，第二个是腕骨，用于9岁以下的样本。比较系统和观察者时，此方法的差异标准差很小。该系统的积极之处在于，与以前的系统相比，它降低了基于腕骨系统的可变性。

（十一）基于桡骨和尺骨的神经网络

Vega和Arribas提出了一种基于计算机的系统，其基于TW法使用桡骨和尺骨来评价骨龄。该系统辅以手动标记，然后将自适应聚类技术应用于桡骨和尺骨的分割。该方法在决策状态下应用神经网络来预测错误率的后验概率。此功能特定于此方法。系统和观察者的平均差异范围很大，并且该方法仅限于四个TW3级别。但是，研究人员声称可以通过改善骨骼分割来扩展他们的方法。该方法表明，神经网络对于进一步研究很有价值。

（十二）基于骨骺和腕骨的神经网络分析

评价手腕骨骨龄的常见过程是绘制骨骼边界轮廓，然后从轮廓中提取特征。对于腕骨，由于边缘对比度低，X线图像中的噪声或软组织的重叠，很难发现骨骼边界。Rucci和他的同事表示，他们可以通过使用训练过的神经网络提取图像特征来克服此问题。该方法在神经网络架构中使用注意力聚焦器和骨骼分类器。注意力聚焦器实现像素处理，其连接一个隐藏的神经网络以创建一个输出，他们称之为与图像骨骼的质心相关的X和Y值。该方法用56张低质量的X线图像和16张额外的图像进行了测试。结果表明准确度分别为65％和97％，标准差为0.85年。结果表明神经网络是在TW2法中进行分类的有用技术。该系统进行了改进，以提供一种全自动化的年龄评价方法。在这种方法中，用户在放射线图像上标记了骨骼的特定区域。像素处理技术与Rucci方法相同，除了它包含骨骺分析。该人工标注方法声称估计的年龄和观察者之间的平均差异为0.05年，标准差为0.7年，错误率为1.4年。公布的结果是合理的，但是没有给出用于测试系统的年龄范围，这表明该系统适用于丢失的数据或重叠的骨骼。该方法引入了神经网络作为一种强大的图像处理技术。然而，主要的缺点是神经网络系统以沉寂状态启动。

（十三）皇家骨科医院骨骼年龄系统

Hill和Pynsent基于13骨和20骨的TW2法描述了皇家骨科医院骨骼年龄系统（ROHSAS）。该系统以迭代方法工作，找到手的轮廓、指骨、腕骨和尺骨、桡骨，并在大约4分钟内评价骨龄。该方法还能够使用桡骨和尺骨的宽度来检测左手和右手。使用模糊集和熵技术进行骨骼分割。使用一种形状识别方法进行骨骼分类，该方法使用常规模糊语法和分数模糊语法及由Kwabwe定义的八进制链码来指定骨骼边缘。用户可以根据需要插入或忽略骨骼分类，如CASAS系统。Cox用来自伦敦国际儿童中心纵向研究的98张图像对系统进行了测试。结果显示，在0.5年内总体的74％的估计中，系统和观察者之间没有差异；但是，该系统的拒识率为25％。因此，Cox表示该系统是BAA的一种可靠方法，尽管需要包括正常范围的更大样本图像集进行评估。

（十四）BoneXpert 系统

BoneXpert 系统是 2009 年提出的另一种 BAA 自动化方法。该方法基于形状驱动的活动外观和基于 RUS 的 TW 法（使用桡骨、尺骨和短骨）。形状和强度特征构成了活动外观模型的稳健算法。基于 Gobar 滤波器对一组 3000 多个骨骼轮廓进行旋转和缩放，并在活动外观模型中形成参数。将使用线性回归技术选择的作为图像特征的 30 个系数反馈入活动外观模型。尽管仍在评估系统的可用性，但初步测试表明该性能是合理的，使用 G-P 图谱法的准确率为 0.42 年，而使用 TW2 法的准确率为 0.80 年。对于低质量图像，系统的拒识率约为 1%，但对于桡骨和尺骨，在某些情况下，拒识率提高到 18%。该方法的特殊之处在于其利用 X 线图像与线性生长之间的关系来评价骨龄的准确率。计算的标准差为 0.5 年，这表明通过自动化方法计算的可重复性跃升。自 2009 年 1 月以来，BoneXpert 系统已作为商业软件包发布。

（十五）使用直方图的基于 Web 的自动化系统

在 2012 年，Mansourvar 等开发了一种全自动 BAA 系统，如图 7-2 所示，该系统使用基于直方图技术的压缩技术。该方法适用于图像存储库和相似性度量，并使用基于内容的图像检索（content based image retrieval，CBIR）方法进行图像处理。该系统包含一个知识库，其由 1100 幅按性别和种族分类的手部 X 线图像组成。该方法使用改进的直方图来克服分割问题。评估显示系统错误率为 0.170 625 年，表明该方法是一种可靠的 BAA 方法。但是，该系统不适用于低质量图像和骨骼结构异常的图像。

三、基于深度学习的骨龄评价方法

深度学习是一种十分有效且使用越来越广泛的机器学习技术。深度学习已在诸如医学图像分析、医学图像处理、文本理解和语音识别之类的各种应用中使用，并且取得了十分具有竞争力的结果。有监督和无监督方法都被用来提取特征、学习特征，以及用于模式识别和分类。深度学习已极大改善了包括肺癌、脑

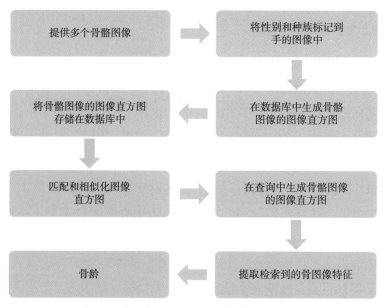

图7-2　使用直方图技术评价骨龄的系统程序

瘤、骨龄评价等医疗保健各个领域的预测、识别和诊断方式。骨龄评价过程分为三个阶段：分割、预测和分类。本节根据这三个阶段对用于骨龄评价的深度学习模型进行全面回顾。

（一）手骨分割的深度学习模型

骨骼分割是一种分离骨骼不清晰的和扩散的边界的方法，这些边界在相邻的表面之间有很强的相互作用。各种模态的图像，如CT、MRI和超声图像都能被用来分割骨骼。Guo等提出了一种基于三维表面体素的分割方法。这项技术包括三个阶段，使用的是三维CT图像。在第一阶段，使用高斯标准差（Gaussian standard deviation，GSD）方法定位骨骼表面的连接校正器，增加了骨骼图像的规则方向。在第二阶段，通过更新GSD的不同参数值来增强对规则方向的校正。在第三阶段，修改图像的不规则边界。这种技术对于骨骼边界紧密连接的情况，以及噪声图像十分有效。超声波可以提供实时的二维或三维图像。由于高噪声、各种成像伪影，以及骨表面厚度非常小，基于超声的图像很难解释。因此，超声图像分割对于骨龄评价具有重要意义。近年来，提出了一种基于滤波层的CNN图像分割方法。该方法利用特征映射的融合来降低多模态图像受伪影和低图像边界影响的灵敏度变化。此外，在基于CNN的架构中，编码器将输入图像映射到低维潜在空间，解码器将潜在图像映射到原始空间。首先，该结构将US（x，y）输入图像及其互补的局部，相位调整为标准的256×256大小。在基于融合的CNN中，每个输入图像都将连接到独立的主次神经网络。卷积块处理每个网络中的图像，每个块由许多卷积层组成。该体系结构分为4个不同的块。d1和d2块表示每个卷积层的深度，块表示步长。此外，跳跃连接块用于减少和恢复通道尺寸。上述卷积与其图像串联以获得跳跃连接块的输出。最后，在每个网络的解码器中实现转置卷积块，对特征映射进行上采样。类似地，与其他深度学习模型一样，融合CNN架构在每个卷积层使用批归一化和线性整流激活函数（ReLU）激活。最后，为了生成最终的分割概率分布，在输出层使用sigmoid激活函数。

此外，近年来提出了另一种基于U-net的编码器-解码器体系结构，该体系结构使用超声图像进行骨骼分割。该体系结构具有几个收缩卷积层，紧随其后的是各种扩展的反卷积层，以及一个跳跃连接层，这使该体系结构对于分段更加有效。此外，由于骨形状的复杂性，患有骨质疏松症的椎骨是难以分割的。Rehman等提出了一种基于U-net的模型用于椎骨的分割。U-net模型是一种U形深度学习模型，其左侧收缩，右侧扩展。该模型在卷积层中添加了填充，并将统一尺寸的图像用于输入和输出。在收缩方面，将批归一化和ReLU应用于每个卷积层。该体系结构以相同尺寸拍摄尺寸为128×128的整体图像，然后以概率方式将图像分成两个输出通道。

研究人员开发的另一种U-net卷积神经网络，如图7-3所示。用于骨骼图像的分割。该体系结构由五个卷积层组成，它们接受512×512输入图像，并具有四个下采样层，这些下采样层将图像转换为32×32×512表示形式，并具有四个上采样层。在CNN收缩过程中，正则化参数设置为0.20，同时采用了3×3填充卷积。在每一层，还应用了具有2×2内核大小和ReLU的最大池化。输出层由1×1卷积与sigmoid激活函数组成，该函数给出每个类的输出分数。当数据集的大小受到限制时，U-net卷积神经网络是有效的。

近年来，一种全连接的卷积神经网络（F-CNN）被提了出来。它用于自动分割骨骼而不是手动分割。该体系结构执行三个任务。首先，该神经网络使用形状

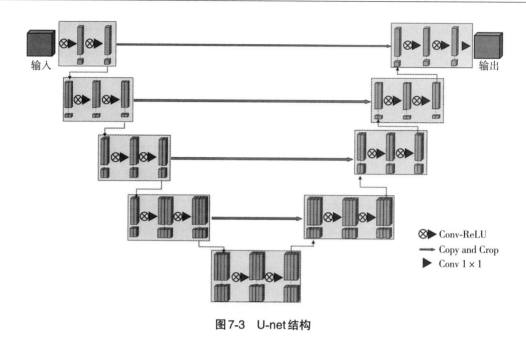

图7-3　U-net结构

模型检测每个骨骼的解剖学标志。然后，将识别出的解剖学标志作为最终分割的输入，并将其输入卷积神经网络。所提出的体系结构不依赖于任何预想的特征或极其大量的数据用于训练和改进，而仅取决于输入该神经网络的数据的大小和质量。此外，这种全连接的卷积神经网络使用CT扫描患者的异类特征，从而提高了模型在识别各种骨骼模式方面的训练性能。因此，Villa等描述了另一个用于骨骼表面自动定位的全卷积网络（FCN）。全卷积网络模型接受通过三个不同的红色、绿色和蓝色（RGB）通道作为输入的彩色图像。各个频道均接受图像的原始且可信的映射。全卷积网络模型在这三个通道上均匀地操作卷积过滤器。全卷积网络模型对于骨骼内部与变异骨骼表面的分割最为有效。

　　类似地，Wang等提出了一种使用美国数据的多特征导向的卷积神经网络。该模型具有预增强网络和修改后的U-net网络。在U-net执行分割过程之后，预增强神经网络阶段将B模式下的US输入图像和三个过滤器的图像特征连接起来以增强骨骼表面。此外，预增强神经网络通过执行包括局部相张量图像、局部相骨骼图像、骨影增强在内的三个任务来增强骨骼图像的表面，以实现更好的分割。

　　最后，与简单的U-net模型相比，将上述cU-net＋PE与原始U-net模型的集成可以提供更有效的结果。然而，集成后的模型需要更多的运行时间，因为模型的卷积层执行了更多的计算以学习特征。因此，在在线与离线应用中采用cU-net＋PE模型。

近年来，还出现了用于分割的编码器－解码器网络（IE2D-net）。这种编码器－解码器网络模仿了潜在空间中的卷积自动编码器（CAE）的编码行为，该潜在空间使用实测数据作为输入，以确保它们使用了卷积自动编码器和U-net改进的解码器组件。U-net体系结构的增强和对先验知识的模仿可以更好地提高本地化能力。编码器－解码器网络由三个主要模块组成，其中包括U-net子网、卷积自动编码器和编码器－解码器网络。U-net子网从输入图像中提取相关的层次结构特征。卷积自动编码器模块增强了解码器的组件。编码器－解码器网络结合了模拟编码器与卷积自动编码器对应的解码器，其中模拟编码器旨在模仿卷积自动编码器生成的潜在空间特征，解码器改进了分层特征以实现更好的分割。

（二）评价骨龄的深度学习模型

骨龄评价（BAA）是用于评估许多疾病状态的基本过程。自从1950年G-P图谱发布以来，实际的骨龄评价流程并未发生重大变化，可以通过TW2法或上述G-P图谱法来实施骨龄评价流程。G-P图谱法通过将患者的X线图像与标准图谱描述的年龄进行比较来确定骨骼年龄。TW2法是基于20条特定骨骼的评分机制。在这两种情况下，骨龄评价过程都需要相当长的时间，并且包含大量的变量差异，当根据患者骨龄评价的变化做出治疗决策时，这会带来临床挑战。深度学习为克服这些挑战的骨龄评价提供了强大而有效的模型。深度学习模型以自动化的方式替代了传统骨龄评价模型中人为制订的特征。本节将描述深度学习应用在骨龄评价中最新动向。

Lee等提出了一种全自动的深度学习模型，该模型可以对兴趣区域进行分割，对图像进行标准化并为骨龄评价过程处理输入的射线图像。该体系结构由两部分组成，其中包括ImageNet预训练和经过微调的卷积神经网络。该模型还使用输入遮挡方法，该方法创建了输入图像的注意力映射图，以揭示哪些特征将用于训练骨龄评价过程的模型。最终，所提出的模型被实时部署在临床环境中。与传统方法相比，它具有更快的解释时间。

此外，骨龄评价是广泛著名的标准程序，可用于内分泌学领域的生长和疾病预测。此外，近年来提出了基于卷积神经网络和多核学习（multiple kernel learning，MKL）的深度自动骨龄评价框架。该模型利用图像的异类特征进行骨骼评估。首先，视觉几何组（VGG-net）用于细化输入图像的特征。然后，将图像的精炼特征与其他一些异类特征结合起来，对被测对象进行融合描述，而后采用支持向量回归（SVR）使用上述异质性特征估算骨龄。在支持向量回归过程中，最佳的多核学习算法组合用于学习模型，而不是采用固定内核。这是因为异类特征来自具有不同相似性概念的不同来源。当数据为异构形式时，基于卷积神经网络和支持向量回归的模型是有效的，并且在评价骨龄方面具有更好的性能。

此外，有文章提出了另一基于深度学习的自动骨龄评价模型。该模型包括两个阶段：特征提取和骨龄分类方法。深度神经网络（DNN）用于提取输入图像的局部二进制模式（local binary pattern，LBP）特征和谷氨酸（glutamic acid，GCLM）特征。区域卷积神经网络（RCNN）连同深度神经网络还通过在输入图像上创建滑动窗口来定位关键位置，滑动窗口沿图像的移动会获得图像的潜在目标区域。区域卷积神经网络提取目标区域的标准特征，然后生成固定尺寸的输出。最后，空间变换器res-net（ST-res net）使用区域卷积神经网络产生的标准特征来预测骨骼年龄。近年来，Kim等开发了基于G-P图谱法的深度学习模型用于评价骨龄，并且该模型也验证了其在临床实践中的可行性。

此外，基于深度学习和高斯过程回归（Gaussian process regression，GPR）的模型，可观察图像特征之间和内部的变化，用以评价骨龄。首先，将射线图像重新缩放为224×224像素，以训练深度学习视觉几何组（VGG16）模型。在重新缩放过程中，输入图像的纵横比不会更改，因为它们被黑色像素填充。随后，为了在射线图像中突出显示骨骼的表面，边缘增强技术也被应用在所提出的模型中。

之后，增强的图像传递数据阶段对于训练深度学习网络是必不可少的，因为深度学习模型需要大量的数据进行训练。模型以[-90，90]度将一张射线图像旋转18次。因此，由于输入图像的旋转和翻转增加了模型的整体预测性能，因此模型的灵敏度得以提高，而不是使用简单的深度学习模型。Lee等提出了另一种基于CaffeNet的卷积神经网络模型（CaffeNet-CNN），与其他深度学习模型相比，该模型具有较低的复杂度。CaffeNet模型具有与其神经元相连的许多边缘，并且使用了固定的神经元值。当训练数据的大小要小得多时，CaffeNet-CNN可提供更高的准确性。

此外，Wang等介绍了基于卷积神经网络架构的LeNet-5网络（LeNet-5 CNN），该网络接受32×32像素的输入图像而不是512×512像素的图像来评价骨骼的年龄。首先，该体系结构将输入数据转换为tf记录格式，该格式比原始方法要快。模型使用可能包含多个窗口的滑动窗口操作来扫描标准化图像。最后，LeNet-5 CNN采用最大连接区域算法来确定骨骼的年龄。

（三）分类的深度学习模型

G-P图谱法和TW2法是传统的临床方法，通常用于骨龄评价和分类。这些方法使用放射图像进行视觉检查和分类，并且检查的性能在很大程度上取决于观察者的经验。近年来，许多技术、模型和算法被广泛开发出来，这些技术、模型和算法使用图像处理技术来提取用于骨龄分类的显式特征。例如，使用15条短骨来编码骨骼的特征以进行骨龄评价。同样，Wang等从7个感兴趣区域（包括腕骨区域和6个指骨区域）中提取骨骼特征，以对骨骼年龄进行分类。但是，所有这些方法和技术都需要大量努力并且很费时。因此，分类的性能极大地取决于人为制订的特征。因此，深度学习模型在骨龄分类中表现出突出的性能。下文简要介绍了用于骨骼年龄分类的深度学习领域的最新发展。

深度卷积神经网络（DCNN）曾在不同的计算机视觉问题中取得了很大成功。Heimer等将深度卷积神经网络模型用于骨骼分类。深度卷积神经网络模型无需任何特征工程技术即可从训练数据中自动提取与任务相关的、分层的和数据驱动的特征。由于文中训练数据的样本相对较少，因此深度卷积神经网络无法提供潜在的解决方案。此外，当数据大小受到限制时，使用迁移学习训练，深度卷积神经网络可以获得更好的性能。首先，深度卷积神经网络模型使用领域知识来定义不同的ROI。最后，提取的ROI和迁移学习用于执行骨龄分类。同样，在另一项研究中，基于深度神经网络的模型被用于骨骼的分类。深度神经网络模型可根据弯曲最大强度投影上存在头骨特征对骨骼进行分类。

Mutasa等提出了一种自定义的卷积神经网络，该卷积神经网络与其他模型相比使用了相对大量的数据。该模型采用随机权重初始化进行训练，以评估和分类骨骼年龄。这一定制的卷积神经网络模型由一系列卷积矩阵组成，这些卷积矩阵接受矢量化的输入图像，并将输入图像迭代地分离到目标矢量空间中。该模型的主要目标是为小数据集平衡训练参数。该卷积神经网络模型结合了残差连接、初始块和显式空间转换模块的组合。卷积层初始化之后，在网络的第一部分中使用了一系列残差层。inception残差层的概念在He与Szegedy的研究成果中有所描述；模型采用残差神经网络在反向传播过程中使梯度保持稳定，改进了优化过程并促进了更大的网络深度。其次，Szegedy等介绍了inception块的概念，同时使用定制的卷积神经网络模型作为输入特征映射图选择最佳过滤器，并提高了学习率。具有残差层和inception块的模型可以改善基本卷积神经网络模型的整体性能。此外，Bui与Khalid团队提出了利用interception-V4网络的faster-RCNN模型。该模型是TW3法和深度卷积神经网络的集成，用于提取感兴趣区（ROI）进行分类。该模型从TW3法中获取专业知识，并从深度神经网络中进行特征工程，以提高骨龄分类的准确性。

此外，大多数研究使用迁移学习进行骨龄分类。Wang等在研究中使用深度为22层的Google Net深度网络进行分类。该网络已经在ImageNet上进行了训练，该网络接受最终的输入图像，然后对其进行简单分类。具有inception块的深度卷积神经网络用于分类模型的训练。该模型减少了参数要求，并增加了有效性能的层数和神经元数。

参 考 文 献

［1］李航. 统计学习方法［M］. 北京：清华大学出版社，2019.

［2］FRANKLIN D. Forensic age estimation in human skeletal remains：current concepts and future directions［J］. Legal Medicine，2010，12（1）：1-7.

［3］POZNANSKI A K，HERNANDEZ R J，GUIRE K E，et al. Carpal Length in Children-A Useful Measurement in the Diagnosis of Rheumatoid Arthritis and Some Congenital Malformation Syndromes［J］. Radiology，1978，129（3）：661-668.

［4］WHITE H. Radiography of infants and children［J］. JAMA，1963，185（3）：223.

［5］BERST M J，DOLAN L，BOGDANOWICZ M M，et al. Effect of Knowledge of Chronologic Age on the Variability of Pediatric Bone Age Determined Using the Greulich and Pyle Standards［J］. AJR，2001，176：507-510.

［6］ZAPROUDINA N，HANNINEN O O P，AIRAKSINEN O. Effectiveness of traditional bone setting in chronic neck Pain: randomized clinical trial [J]. Journal of Manipulative and Physiological Therapeutics, 2007, 30 (6): 432-437.

[7] MARTIN-FERNANDEZ M A, MARTIN-FERNANDEZ M, Alberola-Lopez C. Automatic bone age assessment: a registration approach [C] // Spie International Symposium on Medical Imaging. 2003. SPIE Proceedings, 2003, 5032: 1765-1776.

[8] FISCHER B, WELTER P, GUNTHER R W, et al. Web-based bone age assessment by content-based image retrieval for case-based reasoning [J]. International Journal of Computer Assisted Radiology and Surgery, 2012, 7 (3): 389-399.

[9] ALBANESE A, HALL C, STANHOPE R. The use of a computerized method of bone age assessment in clinical practice [J]. Hormone Research, 1995, 44 (suppl3): 2-7.

[10] MANSOURVAR M, ISMAIL MA, KAREEM S A, et al. A computer-based system to support intelligent forensic study [C]. Proceedings of the 4th International Conference on Computational Intelligence, Modelling and Simulation (CIMSiM'12). Malaysia: Kuantan, 2012: 117-119.

[11] PIETKA E, POSPIECH S, GERTYCH A, et al. Computer automated approach to the extraction of epiphyseal regions in hand radiographs [J]. Journal of Digital Imaging, 2001, 14 (4): 165-172.

[12] PIETKA E, GERTYCH A, POSPIECHA Euro Kurkowska S, et al. Computer-assisted bone age assessment: graphical user interface for image processing and comparison [J]. Journal of Digital Imaging, 2004, 17 (3): 175-188.

[13] UBEYLI E D. Comparison of different classification algorithms in clinical decision-making [J]. Expert Systems, 2007, 24 (1): 17-31.

[14] YILDIZ M, GUVENIS A, GUVEN E, et al. Implementation and statistical evaluation of a web-based soft-ware for bone age assessment [J]. Journal of Medical Systems, 2011, 35 (6): 1485-1489.

[15] MICHAEL D J, NELSON A C. HANDX: a model-based system for automatic segmentation of bones from digital hand radiographs [J]. IEEE Transactions on Medical Imaging, 1989, 8 (1): 64-69.

[16] PIETKA E, MCNITT-GRAY M F, KUO M L, et al. Huang. Computer-assisted phalangeal analysis in skeletal age assessment [J]. IEEE Transactions on Medical Imaging, 1991, 10 (4): 616-620.

[17] GARN S M, HERTZOG K P, POZNANSKI A K, et al. Metacarpophalangeal length in the evaluation of skeletal malformation [J]. Radiology, 1972, 105 (2): 375-381.

[18] PIETKA E. Computer-assisted bone age assessment based on features automatically extracted from a hand radiograph [J]. Computerized Medical Imaging and Graphics, 1995, 19 (3): 251-259.

[19] TANNER J M, GIBBONS R D. A computerized image analysis system for estimating Tanner-Whitehouse 2 bone age [J]. Hormone Research, 1994, 42 (6): 282-287.

［20］KING D G，STEVENTON D M，O'Sullivan M P，et al. Reproducibility of bone ages when performed by radiology registrars：an audit of Tanner and Whitehouse II versus Greulich and Pyle methods［J］. The British Journal of Radiology，1994，67（801）：848-851.

［21］FRISCH H，RIEDL S，WALDHOR T. Computer-aided estimation of skeletal age and comparison with bone age evaluations by the method of Greulich-Pyle and Tanner-Whitehouse［J］. Pediatric Radiology，1996，26（3）：226-231.

［22］NIEMEIJER M. Automating skeletal age assessment［D］. Utrecht：Utrecht University，2002.

［23］GROSS G W，BOONE J M，Bishop D M. Pediatric skeletal age：determination with neural networks［J］. Radiology，1995，195（3）：689-695.

［24］PIETKA E，GERTYCH A，WITKO K. Informatics infrastructure of CAD system［J］. Computerized Medical Imaging and Graphics，2005，29（2-3）：157-169.

［25］SATO K，ASHIZAWA K，ANZO M，et al. Setting up an automated system for evaluation of bone age［J］. Endocrine Journal，1999，46：S97-S100.

［26］HSIEH C W，JONG T L，TIU C M. Bone age estimation based on phalanx information with fuzzy constrain of carpals［J］. Medical and Biological Engineering and Computing，2007，45（3）：283-295.

［27］MAHMOODI S，SHARIF B S，CHESTER E G，et al. Skeletal growth estimation using radiographie image processing and analysis［J］. IEEE Transactions on Information Technology in Biomedicine，2000，4（4）：292-297.

［28］LIU J，QI J，LIU Z，et al. Automatic bone age assessment based on intelligent algorithms and comparison with TW3 method［J］. Computerized Medical Imaging and Graphics，2008，32（8）：678-684.

［29］TRISTAN-VEGA A，ARRIBAS J I. A radius and ulna TW3 bone age assessment system［J］. IEEE Transactions on Biomedical Engineering，2008，55（5）：1463-1476.

［30］RUCCI M，COPPINI G，NICOLETTI I，et al. Valli. Automatic analysis of hand radiographs for the assessment of skeletal age：a subsymbolic approach［J］. Computers and Biomedical Research，1995，28（3）：239-256.

［31］HILL K，PYNSENT P B. A fully automated bone-ageing system［J］. Acta Paediatrica，1994，83（406）：81-83.

［32］KWABWE S A，PAL S K，KING R A. Recognition of bones from x-rays of the hand［J］. International Journal of Systems Science，1985，16（4）：403-413.

［33］COX L A. Preliminary report on the validation of a grammar-based computer system for assessing skeletal maturity with the Tanner-Whitehouse 2 method［J］. Acta Paediatrica，1994，406：84-85，1994.

［34］THODBERG H H，KREIBORG S，JUUL A，et al. The BoneXpert method for automated determination of skeletal maturity［J］. IEEE Transactions on Medical Imaging，2009，28（1）：52-66.

［35］MANSOURVAR M，RAJ R G，ISMAILETAL M A．Automated web based system for bone age assessment using histogram technique［J］．Malaysian Journal of Computer Science，2012，25（3）：107-121．

［36］GUO H，SONG S，WANG J，et al．3D surface voxel tracing corrector foraccurate bone segmentation［J］．INT J COMPUT ASS RAD，2018，13：1549-1563．

［37］ALSINAN A Z，PATEL V M，HACIHALILOGLU I．Automatic segmentation of bone surfaces from ultrasound using a filter-layer-guided CNN［J］．INT J COMPUT ASS RAD，2019，14：775-783．

［38］ZAMAN A，PARK Y，PARK C，et al．Deep Learning-based Bone Contour Segmentation from Ultrasound Images［C］// IEICE Summer Conference，2019．

［39］REHMAN F，SHAH S I A，RIAZM N，et al．Region-Based Deep Level Set Formulation-for Vertebral Bone Segmentation of Osteoporotic Fractures［J］．J．Digit．Imaging，2019，33：191-203．

［40］RONNEBERGER O，FISCHER P，BROX T．U-net：Convolutional networks for biomedical image segmentation．InInternational Conference on Medical Image Computing and Computer-Assisted Intervention［M］．New York：Springer，，2015：234-241．

［41］BELAL S L，SADIK M，KABOTEH R，et al．Deep learning for segmentation of 49 selected bones in CT scans：First step in automated PET/CT-based 3D quantification of skeletal metastases［J］．Eur．J．Radiol，2019，113：89-95．

［42］VILLA M，DARDENNE G，NASAN M，et al．FCN Based Approach for the Automatic Segmentation of Bone Surfaces in Ultrasound Images［C］．Beijing，China：18th Annual Meeting of the International Society for Computer Assisted Orthopaedic Surgery，2018．

［43］WANG P，PATEL V M，HACIHALILOGLU I．Simultaneous Segmentation and Classification of Bone Surfaces from Ultrasound Using a Multi-feature Guided CNN［M］．Berlin，Germany：Springer Science and Business Media LLC，2018．

［44］PHAM D D，DOVLETOV G，WARWAS S，et al．Deep Learning with Anatomical Priors：Imitating Enhanced Autoencoders in Latent Space for Improved Pelvic Bone Segmentation in MRI［C］．Venice，Italy：the 2019 IEEE 16th International Symposium on Biomedical Imaging（ISBI 2019），2019．

［45］GREULICH W W，PYLE S I．Radiographic atlas of skeletal development of the hand and wrist［J］．AJMS，1959，238：393．

［46］GARN S M，TANNER J M．Assessment of Skeletal Maturity and Prediction of Adult Height（TW2 Method）［J］．Man，1986，21：142．

［47］NADEEM，M W，Al GHAMDI M A，HUSSAIN M，et al．Brain Tumor Analysis Empowered with Deep Learning：A Review，Taxonomy，and Future Challenges［J］．Brain Sci，2020，10：118．

［48］LEE H，TAJMIR S，LEE J，et al．Fully Automated Deep Learning System for Bone Age Assessment［J］．J．Digit．Imaging，2017，30：427-441．

［49］SIMONYAN K，ZISSERMAN A. Very deep convolutional networks for large-scale image recognition. Computer Science，2014..

［50］TONG C，LIANG B，LI J，et al. A Deep Automated Skeletal Bone Age Assessment Model with Heterogeneous Features Learning［J］. J. Med. Syst，2018，42：249.

［51］CHEN X，LI J，ZHANG Y，et al. Automatic feature extraction in X-ray image based on deep learning approach for determination of bone age. Futur［J］. Gener. Comput. Syst，2020，110：795-801.

［52］KIM J R，YOON H M，HONG S H，et al. Computerized Bone Age Estimation Using Deep Learning Based Program：Evaluation of the Accuracy and Efficiency［J］. Am. J. Roentgenol，2017，209：1374-1380.

［53］VAN STEENKISTE T，RUYSSINCK J，JANSSENS O，et al. Automated Assessment of Bone Age Using Deep Learning and Gaussian Process Regression［C］. Honolulu，HI，USA：the 2018 40th Annual International Conference of the IEEE Engineering in Medicine and Biology Society（EMBC），2018：674-677.

［54］LEE J H，KIM K G. Applying Deep Learning in Medical Images：The Case of Bone Age Estimation［J］. Health Inform. Res，2018，24：86-92.

［55］WANG Y，ZHANG Q，HAN J，et al. Application of Deep learning in Bone age assessment［C］. IOP Conf. Series：Earth Environ. Sci，2018，199：032012.

［56］WANG S，SUMMERS R M. Machine learning and radiology［J］. Med. Image Anal，2012，16：933-951.

［57］LITJENS G，KOOI T，BEJNORDI B E，et al. A survey on deep learning in medical image analysis［J］. Med. Image Anal，2017，42：60-88.

［58］MYERS J C，OKOYE M I，KIPLE D，et al. Three-dimensional（3-D）imaging in post-mortem examinations：Elucidation and identification of cranial and facial fractures in victims of homicide utilizing 3-D computerized imaging reconstruction techniques［J］. Int. J. Leg. Med，1999，113：33-37.

［59］HEIMER J，THALI M J，EBERT L. Classification based on the presence of skull fractures on curved maximum intensity skull projections by means of deep learning［J］. J. Forensic Radiol. Imaging，2018，14：16-20.

［60］CONNOR S，TAN G，FERNANDO R，et al. Computed tomography pseudofractures of the mid face and skull base［J］. Clin. Radiol，2005，60：1268-1279.

［61］MUTASA S，CHANG P D，RUZAL-SHAPIRO C，et al. MABAL：A Novel Deep-Learning Architecture for Machine-Assisted Bone Age Labeling［J］. J. Digit. Imaging，2018，31：513-519.

［62］HE K，ZHANG X，REN S，et al. Deep Residual Learning for Image Recognition［C］. Las Vegas，NV，USA：the 2016 IEEE Conference on Computer Vision and Pattern Recognition（CVPR），2016：770-778.

［63］SZEGEDY C，IOFFE S，VANHOUCKE V，et al. Inception-v4，inception-resnet and the impact of residual connections on learning［C］. San Francisco, CA, USA: the Thirty-first AAAI Conference on Artificial Intelligence, 2017.

［64］SZEGEDY C, LIU W, JIA Y, et al. Going deeper with convolutions［C］. Boston, MA, USA: the 2015 IEEE Conference on Computer Vision and Pattern Recognition（CVPR）, 2015.

［65］BUI T D, LEE J J, SHIN J. Incorporated region detection and classification using deep convolutional networks for bone age assessment［J］. Artif. Intell. Med, 2019, 97: 1-8.

［66］KHALID H, HUSSAIN M, Al GHAMDI M A, et al. A Comparative Systematic Literature Review on Knee Bone Reports from MRI, X-rays and CT Scans Using Deep Learning and Machine Learning Methodologies［J］. Diagnostics, 2020, 10: 518.